からだによいオイル

健康と美容をかなえる油の教科書

慶應義塾大学医学部教授
井上浩義

慶應義塾大学出版会

まえがき

近年、わが国は超高齢化社会へ突入しており、平成27年度では65歳以上の高齢者の総人口に対する占める割合が約27パーセントとなっています。これは主要先進国のなかでも突出しています。また、今後もこの高水準が維持されると予想されています。

この超長寿社会のなかでは、人々の大きな関心事の一つが健康です。平均寿命とは別に、健康的生活を日常的に送れる期間・年齢である健康寿命に注目が集まっています。これは人々が単に生命の維持を問題にするのではなく、生活の質（Quality of Life＝QＯL）を重視するようになったことの表れです。このため、病気に罹って治療するのではなく、病気にならない身体や心をつくり、健康を維持する「予防医療」という考え方が定着しました。

一方で、私は「予防医療」からさらにもう一つ歩を進めて、「抗重症化医療」を提唱しています。超高齢化社会の出現により、私たちは一つや二つの病気を持つことが普通になってきています。これからは、これらの病気を重症化させず、また新たな病気を生じないように、医療機関での継続的治療と毎日の健康的な生活を維持することが大事です。

それでは、毎日の健康的な生活で気をつけることは何でしょう。そう、よくおわかりのように、食事と運動です。この本では、とくに食事の中のオイルに注目していきます。

オイルというと、太る、不健康など負のイメージが強いのですが、私たち人間にとっては、少ない食事量で多くのエネルギー（ここでは簡便にカロリーと言い換えます）を得ることができる貴重な栄養素です。また、私たちの身体をつくる60兆個の細胞の一つひとつを機能させているのもオイルです。

たしかに、オイルは高カロリーの栄養素ですが、この本の中にも出てきますが、現代日本人にとってカロリーは大きな問題ではありません。日本人の一日平均摂取カロリーは１８９０キロカロリーと、第二次世界大戦直後である１９４６年の摂取カロリーを下回っています。すなわち、カロリーを基盤としたダイエットは必要ないのです。それよりも、食事のバランス、さらには食材の選択が重要です。この本ではオイルについて、その特徴と機能を解説させていただきました。

おいしい栄養素であるオイルをせっかく摂るのであれば、目的に合致したオイルを、正しい方法で摂ろうではありませんか。この本が、あなたの食事を豊かに、そして健康的にするお手伝いができれば幸いです。

目次

まえがき 003

第1章 からだによいオイル 011

【アマニ油・エゴマ油】 013

❶ よく聞く「オメガ3」って何？ 014
❷ 血管壁の健康が、全身の健康を左右する 017
❸ なぜ、オメガ3が血管にいいのか？ 021
❹ LDLコレステロールを取り除き、血液サラサラに 025
❺ 血管をツルツルにして動脈硬化を防ぐ 028
❻ 炎症を抑制し、免疫機能を正常化する 032
❼ オメガ3とオメガ6をバランスよくとることが大切 037
❽ たった一つの注意点――オメガ3は熱に弱い 039

❾ アマニ油、エゴマ油の選び方と摂取量 042
❿ なぜ「青魚を食べると頭にいい」といわれるのか？ 044

【オリーブオイル】 047
❶ 調理油として最適なオリーブオイル 048
❷ LDLコレステロールを軽減、血液サラサラに 050
❸ オリーブオイルの選び方 053
❹ オリーブオイルの使い方と摂取量 058

【ココナッツオイル】 061
❶ 中鎖脂肪酸——ココナッツオイルでしか摂れない「いい脂質」 062
❷ 一日大さじ1杯のココナッツオイルで肥満を防ぐ 065
❸ 血管の健康にも効果的 069
❹ 糖に代わる脳のエネルギー源となり、認知症を予防 074

【ナッツオイル】 079
❶「安眠効果」のあるナッツオイル 080
❷ナッツオイルで脳機能も向上 083
❸ナッツオイルの「からだにうれしい不純物」とは？ 086
❹ナッツオイルの摂取量 088
【ごま油】 091
❶「肝臓」が健康なからだは病気知らず 092
❷なぜ、ごま油は肝臓にいいのか 094
❸「飲酒前に小さじ半分」——ごま油の活用法 097
【マカダミアナッツ】 099
❶紫外線をカットし、肌を老化から守る 100
❷皮脂に近い「パルミトオレイン酸」をたくさん摂れるのはマカダミアナッツだけ 104

【精油】 107
❶ 精油とは？ 108
❷ 心地いい環境で使うのが一番 109
【石鹸】 111
❶ 自家製石鹸のつくり方 112
❖ 自家製石鹸レシピ 116
❷ 市販の石鹸より自家製石鹸のほうがいい理由 118
❖ コラム　意外と古い、日本人とオイルの歴史 121
第2章 そもそも「オイル」って何ですか？ 123
❶ オイルとは？ 124

❷ オイルの種類――飽和脂肪酸 125
❸ オイルの種類――不飽和脂肪酸 127
❹ 植物性、動物性という分け方はナンセンス 131
❺ オイルがなければ、からだはつくられない 133
❻ オイルがなければ、からだは動くこともできない 136
❼ オイルの消化――脂肪酸とモノグリセリドへ 139
❽ オイルの吸収――小腸から吸収され、ふたたびトリグリセリドに 141
❾ オイルの代謝――リポタンパク質となって大循環系へ 143
❿ 体内で余ったオイルは、どうなる？ 144
⓫ 食べた食品や飲んだ薬は、からだの中でどうなる？ 146
⓬ 薬や食品の効果は、どのようにしてあらわれるか？ 147
⓭ 薬の取り方と副作用 149
⓮ 健康診断における脂質の正常値 152
❖ やってみよう　オイルの分子構造がわかる実験 154

第3章 オイルとからだ——オイルを健康に役立てる 157

❶ オイルを摂らないと、からだはどうなるか 158
❷ 日本人は意識してオイルを摂ったほうがいい 160
❸ 糖質と脂質の関係について 164
❹ 肉を食べるほど不健康? 165
❺ オイルが毒になることもある? 169
❻ 飽食日本で断食する意味 174
❼ 一日三食、一日二食、一日一食……いちばんいい「食べ方」は? 176

あとがき 180

第1章

からだによいオイル

アマニ油・エゴマ油

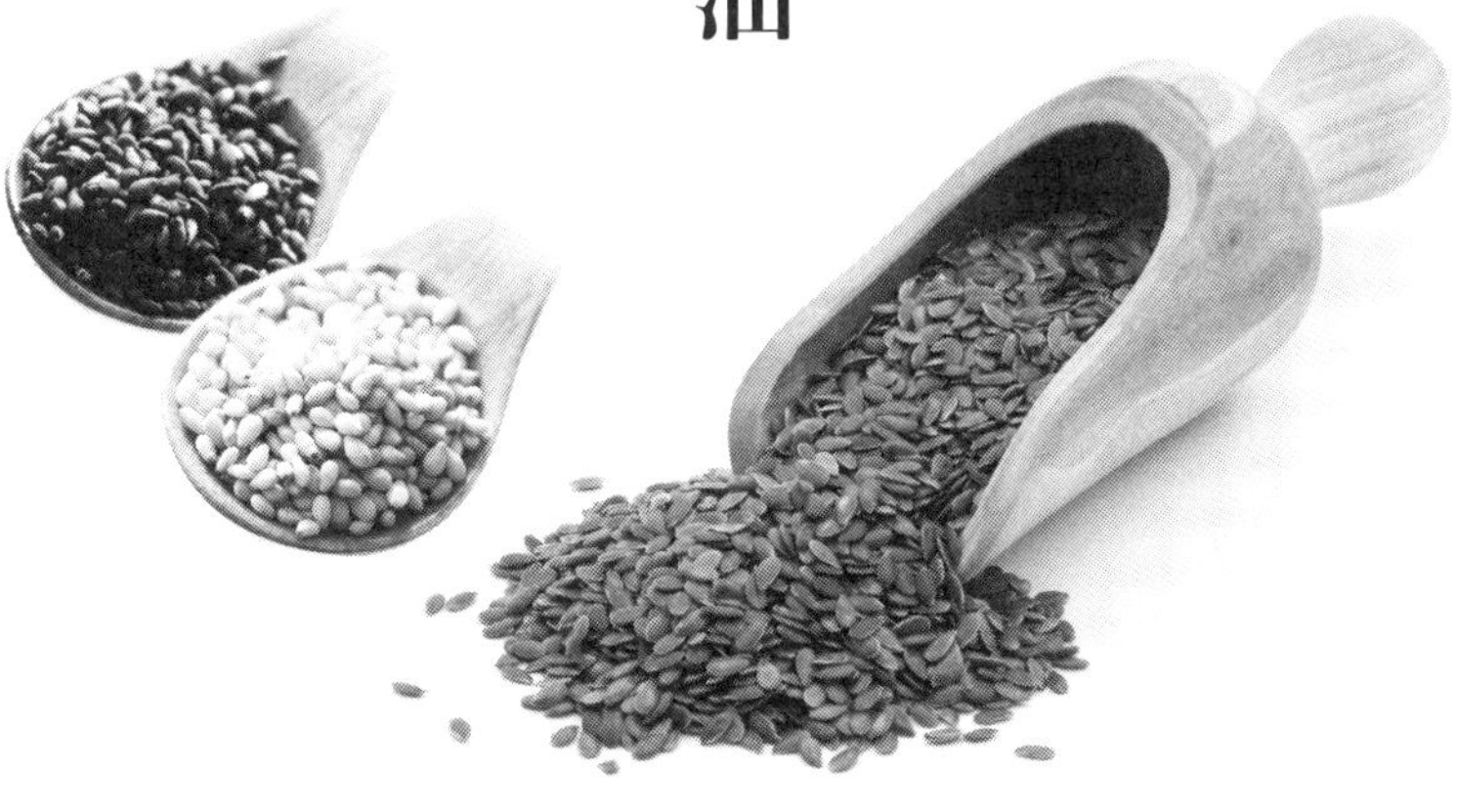

❶ よく聞く「オメガ3」って何?

血管を健康にする、免疫力向上につながる……などといわれるオメガ3は、少しでも健康意識の高い人には、すでにおなじみかもしれませんね。

オメガ3は、オイルに含まれる脂肪酸の一種です。

脂肪酸とは、酸素、炭素、水素が「鎖」のようにつながった物質なのですが、その形状によって呼び名が異なります。

脂肪酸の詳しい説明は後の章にゆずるとして、ここでは、ごく簡単に説明しておきましょう。ふだん、私たちが使っている食用油は、脂肪酸の分子の鎖が一直線ではなく、ところどころ折れ曲がっています。その折れ曲がっている箇所によって、オメガ3、オメガ6、オメガ9などと分類されています。

といっても、アマニ油やエゴマ油にはオメガ3しか含まれていない、というわけではありません。

じつは、どのオイルにも複数種類の脂肪酸が含まれているのですが、それぞれの割合が異なります。そこで、もっとも多く含まれている脂肪酸を指して「このオイルはオメガ3だ」などというわけです。

たとえば、いわゆるサラダ油にはオメガ6、のちに説明するオリーブオイルにはオメガ9が多く含まれています。

これらが物語っているように、私たちが日常的に使っているオイルは、ほぼオメガ6とオメガ9で占められているといっていいでしょう。

そのなかで、数年前から「健康にいいオイル」として注目されはじめたのが、オメガ3です。

では、なぜ、オメガ3は「健康にいいオイル」といわれているのでしょうか。

まず誤解していただきたくないのは、オメガ3が健康にいいといわれているからといって、オメガ6や9が健康に悪いわけではない、ということです。

もし、仮にオメガ3だけ摂《と》るようにしたら——オイルには複数の脂肪酸が含まれているので、現実的には不可能なことですが——私たちのからだは、たちまち外敵を撃退できなくなり、弱ってしまうでしょう。

大切なのは、摂る脂肪酸のバランスであって、「これだけ摂っていれば健康になれる」という単純な話ではないのです。

先ほどサラダ油とオリーブオイルについて触れたように、私たちは日常的に、オメガ6と9を摂りすぎており、オメガ3が欠けています。

オメガ3が「健康にいいオイル」として注目されたのは、オメガ3の摂取量が少なくなっているために、脂肪酸の摂取バランスが悪くなっているから、と考えてください。

実際、オメガ3の代表といえるアマニ油やエゴマ油を日常的に使っているという人は、ほとんどいないにちがいありません。オメガ3は、青魚を食べなくなった現代日本人にもっとも欠けている脂肪酸といえるのです。

そのうえでオメガ3について語るならば、たしかに高い健康効果が期待できるといえます。次項から、一つひとつ説明していきましょう。

❷ 血管壁の健康が、全身の健康を左右する

オメガ3の健康効果の一つは、血管を保護してくれることです。

血管の中には、絶えず血液が流れていますね。

これは当然のことなのですが、この血液の流れが、血管壁《けっかんへき》に大きな負担をかける場合があります。

たとえば、高血圧の方、あるいは、怒ったときやスポーツをしたときなど、一時的には、血圧が高くなります。こうして血管に対する血液の圧力が高まった状態で、血液が流れつづけると、血管壁には大きな負荷がかかるのです。

専門的には「ずり応力《おうりょく》」といい、血液の流れに対する抵抗力ですが、簡単にいえば、血液の流れによって血管壁が「こすられる」というイメージです。健康な状態では、この「こすられる」ことで、血管から一酸化窒素（NO）が放出され、血管を拡げます。

いずれにせよ、高血圧の場合には血管の壁には大きな負荷がかかります。その負荷を軽減し

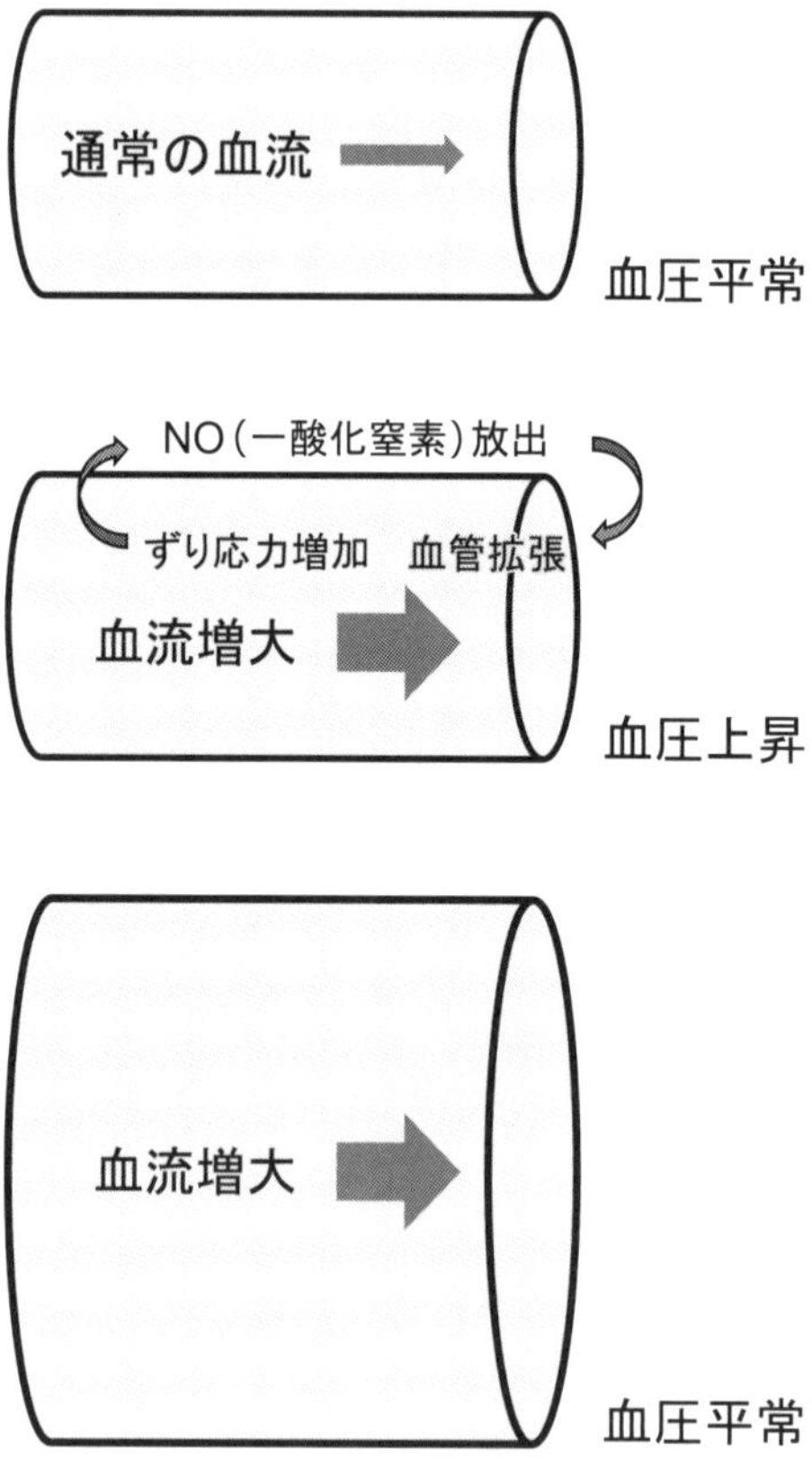

ずり応力

てくれるのがオメガ3なのですが、それを説明する前に、私たちのからだを形づくっている細胞について、少し話しておきましょう。

一つひとつの細胞は、「リン脂質」という物質とコレステロールによってつくられている細胞膜で覆われています。

リン脂質は、細胞膜の骨組みをつくっているのですが、これだけではもろいため、リン脂質の隙間にコレステロールがびっしりと詰め込まれています。

たとえていえば、リン脂質は建物のレンガ、コレステロールはレンガどうしをくっつけて細胞膜を強化するセメントの役割を果たしているといっていいでしょう。

細胞は、私たちのからだを構成する大切な材料。その細胞を守っている細胞膜が健やかであるほど、細胞も健やかに保たれるといえます。

では血管壁に話を戻しましょう。血圧が高い状態で血液が流れると、血管壁には負荷がかかる、という話でしたね。

血管壁も、当然ながら細胞の集合体です。つまり、血管壁に負荷がかかっているということは、それを形づくっている一つひとつの細胞に負荷がかかっている、ともいえるわけですね。

たとえば、お風呂の掃除に使うような硬いブラシを思い浮かべてみてください。

ブラシの一本一本が、細胞膜の骨組みであるリン脂質だとします。お掃除の際にブラシで強くこすると、当然、ブラシは横方向にずれますね。これが「ずり応力」のイメージです。

血流の勢いによって血管壁が「こすれる」ことで、細胞膜の骨組みには、こうした負荷がかかるということです。

幾万もの細胞の集合体である血管壁の健康は、血管の健康、血液の健康、ひいては全身の健康を左右します。負荷がかかりっぱなしで、いいわけがありませんね。

とくに高血圧というわけでなくても、人の血圧はつねに上下しています。それは避けようのない生体反応である以上、血管壁のほうに、より負荷に耐えられる強さをつけておく必要があるでしょう。そこで役立つのが、オメガ３なのです。

❸ なぜ、オメガ3が血管にいいのか？

血圧が高い状態で血液が流れると、血管壁には大きな負荷がかかる——。

オメガ3が、その負荷に耐える力をつけるのに役立つとは、いったいどういうことなのでしょう。

先ほど、コレステロールは細胞膜の骨格を強化するセメントのような役割を果たしているといいました。お風呂の掃除ブラシの例でいえば、ブラシの一本一本の隙間に、ブラシを強化する別の物質が埋め込まれているということです。

しかし、コレステロールによって細胞膜の骨格が強化されているだけでは、「こすれる負荷」には対応できません。

それは、コレステロールそのものの構造に原因があります。

コレステロールは「ステロイド骨格脂肪酸」という種類の脂質です。読んで字のごとく、ホルモンと呼ばれるステロイドと同じ構造をもっています。

コレステロールは、このステロイド構造と直鎖《ちょくさ》構造の両方をもっています。このステロイド構造は固くて、細胞膜を丈夫にします。一方で、直鎖構造はまっすぐなので、コレステロールは縦方向の負荷、たとえば細胞膜を真上から押しつぶすような負荷に対してはとても強い性質があります。その反面、まっすぐであるがために、横方向の負荷、すなわち「こすれる負荷」には弱い――まさに、どんなに硬いブラシでもこすられれば横方向にずれるように、コレステロールも、リン脂質の骨組みと一緒に横方向にずれてしまうのです。

そこで、ようやくオメガ3の登場となります。
先ほど、私たちが使っている食用油は、分子の鎖がまっすぐではないといいました。つまり、直鎖であるコレステロールに比べて、「こすれ負荷」への対応力が高いといえるのです。

近年の建物は耐震機能が優れていますが、その秘密は、骨組みを可能なかぎり強固にしたことだけではなく、そこに「遊び」を加えたことだといいます。
その「遊び」がクッションとなって、地震の「揺れ」を吸収してくれる。だから、建物は崩れない、というわけですね。

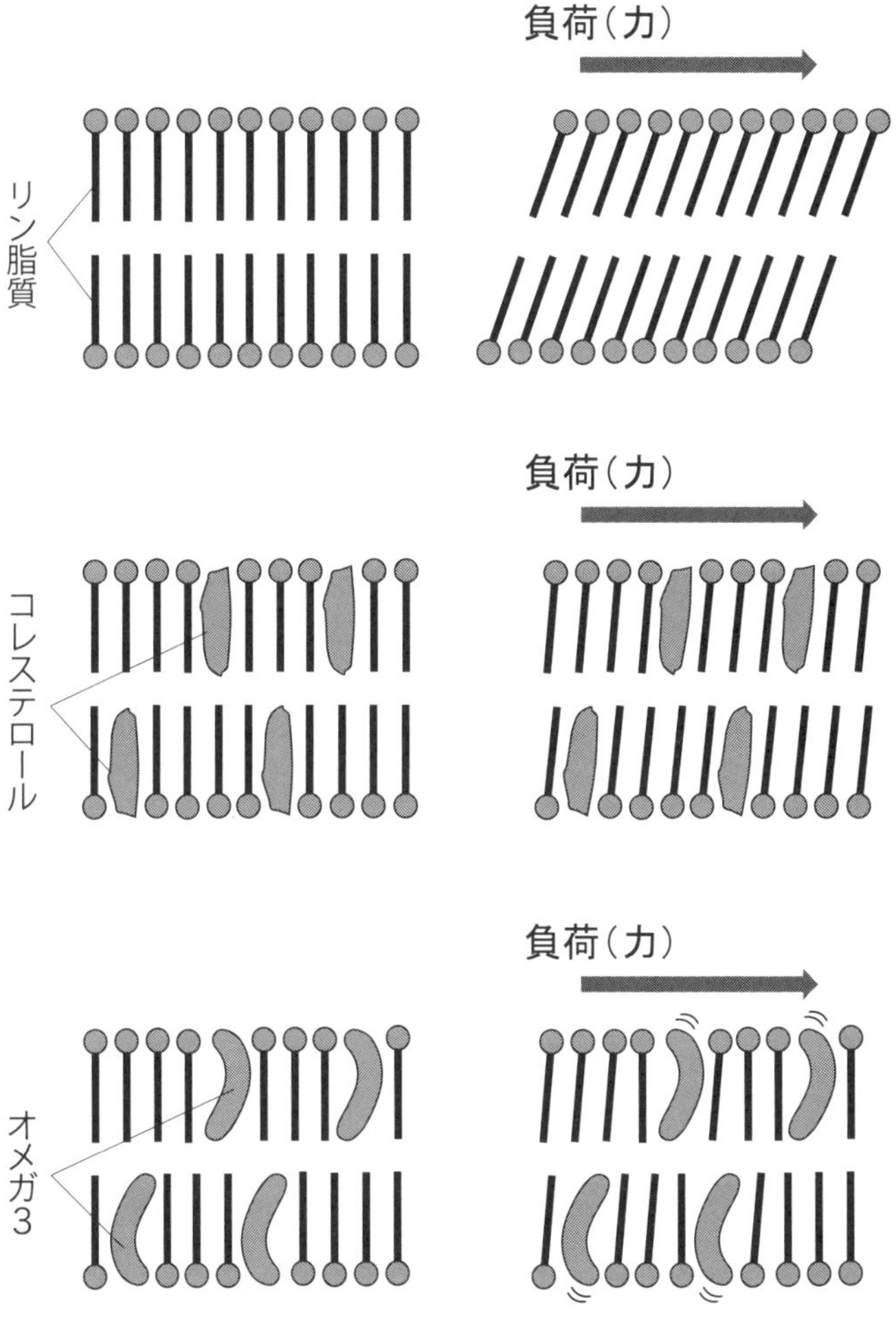

細胞膜におけるコレステロールとオメガ3の効果

分子構造が折れ曲がっている脂肪酸は、細胞膜の構造に、そんな「遊び」を加えてくれるとイメージしていいでしょう。

細胞膜のコレステロールが、一定量、分子構造の折れ曲がった脂肪酸に置換されることで、血圧が高いときに血管壁にかかる「こすれ負荷」を、適度に緩和してくれるのです。

折れ曲がった脂肪酸のなかでも、オメガ3はその機能が高いといえます。

ごく単純化して説明しますが、構造の折れ曲がりが「遊び」とすると、その数が多いほど、負荷を吸収する力は強くなるからです。

一般的な食用油に含まれる脂肪酸を比べてみると、いわゆるサラダ油に多く含まれるリノール酸はオメガ6で、分子構造が折れ曲がっている箇所は2カ所です。

一方、オリーブオイルに多く含まれるオレイン酸はオメガ9で、分子構造は1カ所しか折れ曲がっていません。

これらに比べて、アマニ油やエゴマ油に多く含まれるα《アルファ》-リノレン酸はオメガ3であり、3カ所で折れ曲がっています。

このように、オメガ3は、オメガ6や9より折れ曲がっている箇所が多いのです。

いいかえれば、それだけ「遊び」が多いため、血流による血管壁への負荷を緩和する力も高いということです。

❹ LDLコレステロールを取り除き、血液サラサラに

オメガ3脂肪酸の二つめの健康効果は、血管内のLDLコレステロールの低減に役立つということです。

LDLコレステロールといえば、一般的には「悪玉コレステロール」などと呼ばれ、忌み嫌われています。

健康診断のたびに、LDLコレステロール値や、逆に「善玉コレステロール」などと呼ばれているHDLコレステロール値に一喜一憂している方も、きっと多いことでしょう。

ただ、一つ専門家として指摘しておきたいのは、コレステロール自体が悪いわけではない、ということです。脂質の摂りすぎなどで、コレステロールが体内に過剰に蓄積された場合は、たしかに健康に悪影響を及ぼしますが、LDLであれHDLであれ、それそのものに罪はあり

ません。

現に、先ほど説明したように、細胞膜はコレステロールがないと強度が出ません。

コレステロール悪者説が一人歩きして、体内に存在してはいけないようなイメージすらあるようですが、脂質の一種であるコレステロールは、一定量、体内に必要なものなのです。

この点をご理解いただいたうえで、さて、ＬＤＬコレステロールですが、飽食の現代日本においては、やはり要注意といわねばなりません。

ＬＤＬコレステロールのＬＤＬとは、Low Density Lipoprotein（低比重リポタンパク質）、いうなればリポタンパク質という「乗り物」にコレステロールを乗せて、体内に配給する役割を担っています。

それに対し、体内で余ったコレステロールを回収して肝臓へと運んでいるのはＨＤＬ(High Density Lipoprotein、高比重リポタンパク質）です。ＨＤＬが「善玉コレステロール」と呼ばれるのは、この役割に由来しています。

ただ、それぞれ担っている役割がちがうというだけで、ＬＤＬもＨＤＬも、完全に悪玉でもなければ善玉でもありません。繰り返しになりますが、もしＬＤＬがいっさい合成されなかったら、コレステロールの配給がないなかで細胞膜はリン脂質の骨組みだけとなってしまい、たちまち崩れてしまうでしょう。

ただ、なにしろ脂質は「おいしい」ので、現代は脂質をつい摂りすぎる傾向が強くなっています。

そのせいで体内のＬＤＬコレステロールが増えてしまうと、体内で使われきれないうえ、ＨＤＬの回収能力も追いつきません。すると、ＬＤＬは血管壁にくっつき、蓄積され、それが動脈硬化につながってしまうのです。

脂質を摂りすぎることで、コレステロールはイメージどおりの「悪玉」に変わってしまう、というわけですね。

そこでふたたび登場するのが、オメガ3です。

コレステロールは、前にもお話ししたように、直鎖脂肪酸です。そのうえ、ＬＤＬは分子構造上、ダランと間延びしたような形をしており、血管壁にベッタリとくっつく性質があります。

一方、オメガ3は、分子構造が折れ曲がっています。しかも、エゴマ油やアマニ油に含まれるα-リノレン酸は、オメガ6や9とちがって、3カ所が折れ曲がっています。

これが血管壁でどうはたらくかというと、コレステロールを置換してくれるのです。

折れ曲がったギザギザのオメガ3が、血管壁にベッタリとくっついたLDLコレステロールを削るようにして取り除き、そのままコレステロールがいた場所にとって代わるとイメージしていただいてかまいません。

これが、オメガ3のコレステロール置換効果なのですが、こうなると二つほどいいことが起こります。

一つは、血管壁への酸素や栄養の取り込みをよりスムーズにすること、もう一つは、血管壁にできてしまった油の層がなくなること。この二つを合わせて、動脈硬化を予防、改善し、血液サラサラ状態をもたらしてくれるのです。

❺ 血管をツルツルにして動脈硬化を防ぐ

前項で触れたように、オメガ3が血管壁のコレステロールを置換すると、二つ、いいことがあります。

まず一つめは、血管壁を構成する細胞への酸素や栄養の取り込みが、よりスムーズになること。

血管壁は、血液を濾過するようにして血液中の酸素や栄養を取り込んでいます。

そこにLDLコレステロールがベッタリとくっつくと、濾紙《ろし》のような血管壁が、いわば「目詰まり」を起こしたような状態となって、酸素や栄養を取り込みにくくなってしまうのです。

その点、オメガ3は分子構造が折れ曲がっているため、血管壁にくっついても、酸素や栄養の取り込みを、さほど邪魔しません。

たとえ血管壁にたくさんくっついても、分子構造が折れ曲がっているところに「隙間」ができます。だから、コレステロールがくっついたときのような目詰まりが起こらないのです。

オメガ3が血管壁のLDLコレステロールを置換するメリット、その二つめは、血管壁にできてしまった油の層がなくなることでしたね。

これは、ひとことでいうと、オメガ3が血管壁からはがれやすいからです。

ハンバーグをこねた手は、石鹸で洗ってもなかなか脂の汚れが取れませんよね。それと同様、ベトベトしたLDLコレステロールは、血管壁に一度くっつくと、なかなか取れません。

それをオメガ３が削り取ってくれるということは、すでに説明したとおりですが、じつは、その後、オメガ３は血管壁に長く居座りません。

先ほど、オメガ３は分子構造が折れ曲がっているために、血管壁にベッタリとはくっつかず、隙間ができるといいました。これはつまり、オメガ３は血管壁からはがれやすい、ということでもあるのです。このことは善玉コレステロール（ＨＤＬコレステロール）でいわれてきたことですが、オメガ３でも同様のことが起こるのです。

オメガ３に削り取られたコレステロールは、血流に乗って体内で有効活用されますが、コレステロールを置換したオメガ３自身もまた、まもなくはがれて血流に乗って行ってしまうのです。

先ほどもお伝えしたように、血管壁は血液を濾過《ろか》するようにして、栄養や酸素を取り込み、細胞を健康に保っています。となれば、本来は、血管壁に何もくっついていない状態がもっとも健康的といえます。

いってしまえば、ＬＤＬコレステロールがくっつくより、オメガ３がくっついたほうが、酸素や栄養の取り込みやすさにおいても、血管壁からのはがれやすさにおいても、かなり「マシ」ということ。

ただし、マシといっても、オメガ3自身は血管壁から自然とはがれるので、オメガ3を摂ることで、結果的に血管壁はきれいになります。

そして血管壁がきれいになれば、血管はしなやかになり、自在に伸び縮みができるようになります。

意外と知られていないようですが、血管は血管平滑筋、つまり筋肉によって伸び縮みしています。そこにＬＤＬコレステロールがくっつくと、その油の層によって、自在に伸び縮みしようとする筋肉の動きが妨げられてしまいます。

こうして血管はしなやかさを失い、よく聞く動脈硬化が起こります。

そのＬＤＬコレステロールを置換し、自身も血管壁に居座らないオメガ3は、結果的に、血管の

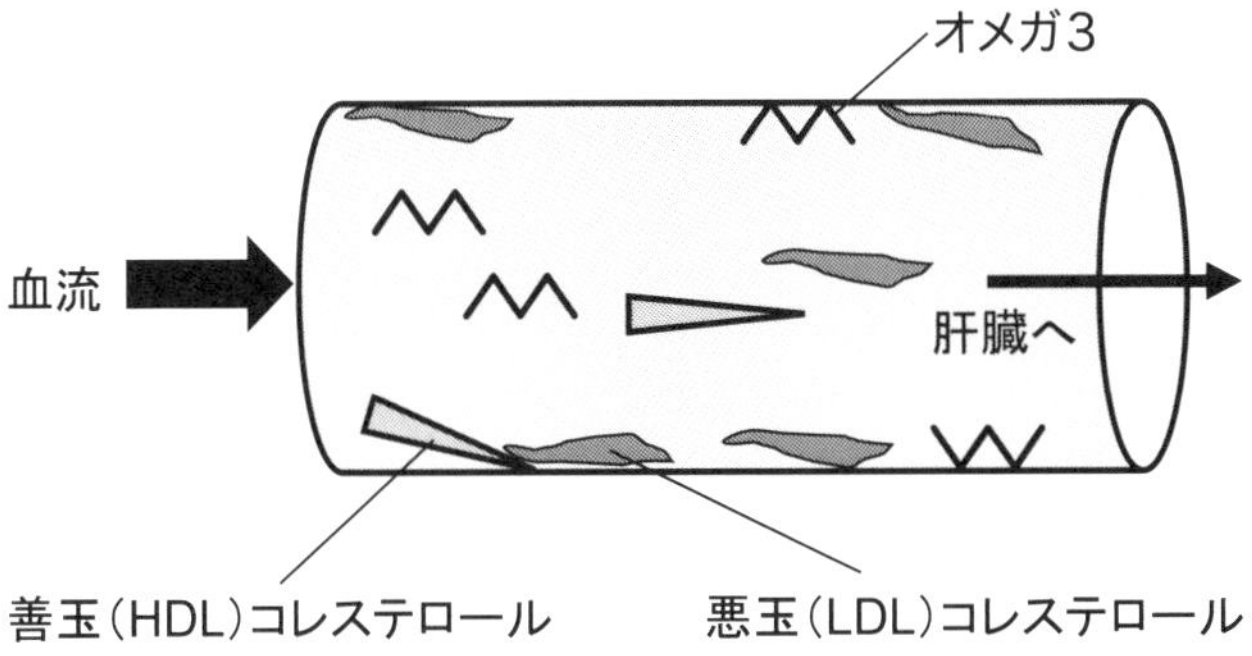

悪玉コレステロールとオメガ3、善玉コレステロール

伸び縮みを妨げる油の層を取り除き、動脈硬化を予防、軽減させてくれるといえるのです。

いいかえれば、これは血液サラサラ効果でもあります。

血液サラサラというと、血液の「質」と関係があるように思われがちですが、端的にいえば、血液の質そのものは、水を一杯飲んだ程度でも簡単に変わります。

しかし、血管の状態は一朝一夕では変わりません。健康を考えるうえでは、血液の質以上に、血液の「流れやすさ」——血管を健やかにして、血液が小川のようにサラサラと流れるようにすることが重要です。

コレステロールを置換し、血管壁の油の層を取り除くオメガ3は、そのもっとも大切な血液サラサラ効果をもたらしてくれる、ともいえるのです。

❻ 炎症を抑制し、免疫機能を正常化する

オメガ3には、免疫機能においても健康効果が期待できます。

といっても免疫を増進するというより、むしろ減退させる性質があるのですが、なぜ、それが「健康効果」といえるのか、これから説明していきましょう。

改めて説明するまでもなく、免疫《めんえき》機能とは外敵からからだを守る機能です。有害なウイルスなどの外敵が体内に侵入すると、体内の免疫機能が発動し、炎症が起こります。

そこで免疫細胞（リンパ球）から分泌されるのが、サイトカインという一群の物質です。リンパ球というのは白血球の一種ですね。このなかには、炎症を促進する性質をもつ「炎症性サイトカイン」に分類されるものもあります。

炎症性サイトカインは、炎症を促進することで、炎症を鎮めるマクロファージを呼び寄せます。からだに起こった炎症の火の手を、自分で強くしたそばから「火事だ、火事だ」と騒ぎ立て、火消し役を呼び寄せるイメージ、といったらいいでしょうか。

ここで血管に目を転じてみましょう。

たとえば皮膚に炎症が起こると、赤く腫《は》れますよね。じつはこれと同じことが、血管でも起こります。血管に傷などが生じると炎症が起こり、炎症性サイトカインが分泌され、血管壁が赤く腫れるのです。

これが適度であればいいのですが、炎症性サイトカインが過剰に分泌されると問題が起こります。

炎症性サイトカインが分泌されるほど、炎症の「火消し役」であるマクロファージなどの免疫細胞がどんどん集まってきます。

これが血管のあちこちで起こると、どうなるでしょう。本来はいいはたらきをする免疫細胞によって、血管壁にいくつも大きな瘤《こぶ》ができてしまいます。

すると、血管の狭窄《きょうさく》が引き起こされます。血流という川の流れに大きな障害物があらわれることで、その箇所で血液の通り道がせまくなり、血流が悪くなってしまうのです。

（そのような場合でも）若くしなやかな血管であれば、血管そのものが拡がって血流を正常に保ってくれるのですが、加齢などによって血管が硬くなっていると、そうはいきません。血管が自在に伸縮しないため血管狭窄が起こり、血圧が高くなってしまいます。

このように、サイトカインと免疫細胞がはたらきすぎるという、いわば免疫の過剰反応によって、かえって血管の健康を損なってしまうのです。

さらに、炎症性サイトカインの過剰分泌には、間接的に不完全免疫を起こしてしまうという難点もあります。

たとえば、血管壁の1カ所に小さな傷ができたとしましょう。先ほど説明したとおり、サイトカインが分泌され、免疫細胞が集まってきます。

この間、血管壁の別の箇所で、より重大な傷ができたとしたら、どうなるでしょう。

本当は、この傷にこそ免疫細胞が多く必要にもかかわらず、最初の小さな傷に集中しているために、間に合いません。いわば、小さな火事に必要以上の火消しが集まったせいで、他所で起こった大きな火事に人員が回らなくなってしまうわけです。

これが、末梢血管などで起こる分にはたいした問題にはなりません。

ただ、同じことが大動脈や脳の血管に起こると、命にかかわる事態となります。

修復が必要な血管の傷が放置されるために、大出血につながるからです。

実際に、心臓の血管の大出血で残念ながら手遅れだったケースで、致命傷となった裂傷とは別に、すでに小さな炎症がたくさん起きていた、というのはよく聞く話です。

要するに、その炎症を修復するために、本当に修復しなければならない箇所にまで手が回らなかった。だから大出血を招いてしまったということです。

一方、脳の血管はそれほど太くないため、心臓の血管のようにいきなり大出血を起こすわけではありません。

とはいえ、ある日、ひどい頭痛に襲われ、翌朝には平衡感覚が狂って倒れてしまい、搬送された先で、脳の血管が破裂、そのまま亡くなってしまう。こんなケースは、けっして少なくないのです。

こうした事態を避けるためにも、いつまでも若くしなやかな血管を保っていたいもの——誰もがそう思うことでしょう。

そこで大きな役割を期待できるのが、オメガ３です。本項の冒頭で、オメガ３は免疫機能を減退させるといいましたが、それは、要するに、炎症が起こりやすくなっている体内で、炎症を抑制するということ。オメガ３は、いわば「活躍しすぎ」の炎症性サイトカインの害を和らげてくれるのです。

❼ オメガ3とオメガ6をバランスよく摂ることが大切

オメガ6とオメガ3は、ともに「必須脂肪酸」です。

必須脂肪酸とは、からだに必要だけど体内では合成できない、したがって外から補う必要がある脂肪酸です。

なぜ、この二つが必須なのかというと、互いに拮抗《きっこう》する重要な作用をもつからです。

その一つに、炎症作用があります。

じつは、オメガ6は炎症性サイトカインの材料となるため、炎症促進作用があるといえます。

ということは、オメガ6と拮抗する作用をもつオメガ3には、すなわち炎症抑制効果がある、というわけです。

私たちがおこなった実験でも、オメガ6を摂りつづけると、炎症性サイトカインの分量の指標となる数値が有意に上がることが確認されています。

また、オメガ3を摂りつづけたところ、炎症性サイトカインの指標値が有意に下がったという実験報告もあります。

近年、「サラダ油がからだを壊す」といった過剰な説が流布されていますが、それは、オメガ6に炎症を促進する作用があるからでしょう。

ただし、ここでもぜひ注意を喚起しておきたいのですが、だからといってオメガ6を敵視するのはまちがっています。

炎症作用は、人体の正常な免疫作用です。もしオメガ6をいっさい摂らなかったら、私たちのからだは、あっという間に外敵に侵されてしまうでしょう。

拮抗する作用をもつものは、バランスよく摂ることが大切なのです。

この前提を踏まえていえば、すでに触

オメガ6（リノール酸）

↓

アラキドン酸

（アラキドン酸カスケード）

↓

プロスタグランジンなどの
炎症性サイトカイン

オメガ6から炎症性サイトカインがつくられる過程

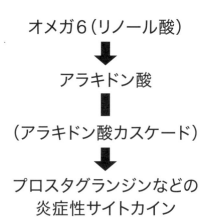

れたように、オメガ6が多く含まれるサラダ油を使うことが一般的になっている現代人の食生活では、たしかにオメガ3が不足しているといえます。

今まで説明してきたように、オメガ3には血管をきれいにする効果と、血管の炎症を防ぐ作用があります。

そのオメガ3を多く含むアマニ油、エゴマ油は、とりわけ血管の健康を保ちたい人に、もっとも積極的に摂っていただきたいオイルといっていいでしょう。

❽ たった一つの注意点——オメガ3は熱に弱い

血管を健康に保つには、まさにいいことだらけのオメガ3脂肪酸ですが、一つだけ難点があります。

じつは分子構造が3カ所も折れ曲がっているために、オメガ3には、とても「壊れやすい」

という性質があります。ほかの脂肪酸に比べて折れ曲がっている箇所が多いことがオメガ3の健康効果のもとである一方、それは弱点でもあるのです。

オメガ3が壊れると、折れ曲がっていた箇所がなくなります。いわば、ぐしゃっと潰《つぶ》れた、いびつな形で固まった状態です。こうして、大きな健康効果を生むオメガ3の最大の特徴である柔らかな分子構造が失われてしまうのです。

こうなったオメガ3には、いいことどころか、悪いことしかありません。

先ほど説明したような血管をきれいにする効果も、炎症を抑える作用も、すべて帳消しになってしまいます。それどころか、かえって血管を弱くさせ、動脈硬化や血管狭窄を招く危険すらあるのです。

どんなオイルも、酸化や熱によって劣化すると、からだにとっては毒になります。なかでも、構造的に壊れやすいオメガ3は、とくに劣化には気をつける必要があるオイルといえるでしょう。

したがって、オメガ3が多く含まれるアマニ油やエゴマ油は、長期保存には向きません。

いずれも20℃までの温度下に保存し、2カ月以内に使い切るのが理想です。大半のアマニ油やエゴマ油は、サラダ油などよりずっと小さな瓶《びん》で売られています。それも、時間がたつほど劣化が進むことを考慮してのことなのです。

摂り方にも注意が必要です。

とにかく劣化しやすいといえるアマニ油やエゴマ油は、高熱調理には適していません。熱による劣化は、１００℃以上になると急速に進みますから、１６０℃や１８０℃にまで熱する天ぷらやフライに使うのは論外と思ってください。

いちばん安心なのは、やはり生で摂ることですが、煮物などでも大丈夫です。

私も自宅でよくつくるのですが、酢や香辛料と混ぜてサラダドレッシングにするといいでしょう。

これに、砕いたアーモンドなどを加えると、よりおいしく召し上がれると思います。後述するように、アーモンドにもさまざまな健康効果が期待できるので、相乗効果も期待できますね。

⑨ アマニ油、エゴマ油の選び方と摂取量

摂り方に注意さえすれば、血管に対する高い健康効果が期待できるオメガ3脂肪酸。それが多く含まれているアマニ油やエゴマ油は、一日にどれくらい摂ればいいのでしょうか。

オメガ3の摂取量については、政府の推奨量を参考にします。

男女で多少異なりますが、一日あたりの推奨摂取量は2グラム程度です。

アマニ油だと約50パーセント、エゴマ油だと約60パーセントがオメガ3ですから、これらのオイルでオメガ3を摂る場合は、4～5グラム――「小さじ1杯程度」と覚えておくといいでしょう。

最近は、オメガ3が取りざたされるようになったせいか、普通のスーパーでもさまざまなメーカーのアマニ油やエゴマ油を見かけるようになりました。

どれを買ったらいいのか……と迷うこともあると思いますが、そこはあまり神経質になる必

要はないと私は考えています。

劣化しやすいことは生産者側もわかっていますから、たいていは、紫外線を防御する遮光性ガラスの、小さな瓶に入っているはずです。

これらの点が満たされていれば十分ですし、遮光性ガラスでなくても、家で瓶にアルミホイルを巻いておけばいい話です。

選び方以上に気をつけるべきは、やはりオイルをいい形で摂りつづけること。すなわち、劣化しないうちに、「早く使い切る」ことです。

そこで劣化の見極め方についても、触れておきましょう。

もっともわかりやすい見極め方は「臭い」です。

もし、魚のような臭いがしはじめたら、劣化が進んでいると判断してください。もったいないと思うかもしれませんが、それ以上使うのはやめたほうがいいでしょう。

オイルが古くなると、アミノ酸やアルコールと脂肪酸が結合して「アミド」という物質が生まれます。このアミドが、魚臭の原因です。

つまり、魚臭がするということは、脂肪酸が別の物質とくっつくことで元の形とはちがうものになってしまったということであり、それを「オイルが劣化した状態」と呼ぶのです。

いい状態のアマニ油、エゴマ油を、一日小さじ1杯程度――これを基準として、オメガ3をじょうずに日常の食生活に取り入れていきましょう。

⑩ なぜ「青魚を食べると頭にいい」といわれるのか？

本書は、基本的に食用油についてまとめたものですが、例外的に、ここでは魚の油についても触れておきましょう。

オメガ3といえば、今までお話ししてきたように、アマニ油、エゴマ油に多く含まれるα-リノレン酸なのですが、青魚に含まれるＥＰＡ（エイコサペンタエン酸）、ＤＨＡ（ドコサヘキサエン酸）も、じつはオメガ3です。

青魚を摂るとからだにいい、とくに脳にいいというのは、よく聞く話ですよね。

その理由こそ、青魚にはＥＰＡやＤＨＡが多く含まれているからなのですが、それはいったいなぜなのでしょうか。

まず「青魚がからだにいい」といえるのは、今まで説明したとおり、オメガ3が血管の健康に大きく貢献するからです。

では、なぜ、とくに「頭にいい」といわれるのかというと、それは、青魚にとくに多く含まれるDHAが脳の血管にも達し、有効利用されるからです。

脳は、私たちのからだのすべての機能をつかさどる最重要な器官。それだけに、摂取した物質のうち、脳に達することができる物質は、ごくわずかです。

脳の始まり部分ともいえる脳幹には「BBB（ブラッド・ブレイン・バリア）」と呼ばれる関門があり、脳に入ることのできる物質を厳しく制限しているのです。

BBBは、脳という重要器官の前にある「関所」のようなもの――DHAはそこを通り抜けることができますが、EPAは通ることができません。EPAが悪いわけではなく、BBBは基本的に脂肪を通さないのです。DHAが特殊なのです。このDHAだけがBBBを通る理由は2014年にようやく解明されました。

それでしたら、EPAは摂っても役に立たないのでしょうか。そんなことはありません。EPAは肝臓でDHAに変換されますので、やはり脳によいのです。

ＥＰＡとＤＨＡは、いわば上質なオメガ３としてからだの血管保護に役立つうえ、ＤＨＡは厳しい脳幹の関門を通り抜け、脳内でも有効活用される。だから、青魚はからだにいい、頭にいい、といわれるのです。

ただし、ＥＰＡもＤＨＡも、オメガ３である以上は「壊れやすい」という性質があることに変わりはありません。青魚からオメガ３を有効に摂るには、新鮮な刺身か、調理するとしても焼き魚くらいの加熱温度が適切です。

青魚といえば、サンマやアジ、イワシ、サバ……旬の季節には刺身や焼き魚を積極的に食べて、からだと脳の血管をより健康にしていきましょう。

オリーブオイル

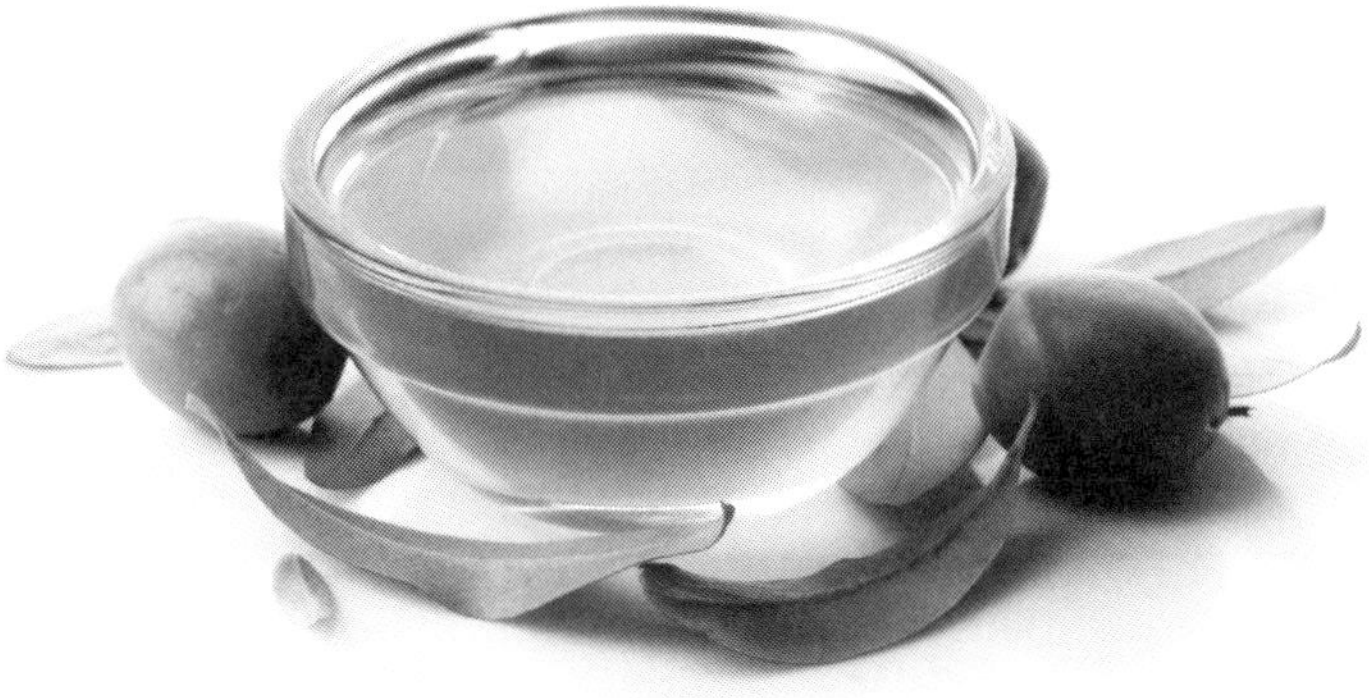

❶ 調理油として最適なオリーブオイル

地中海沿岸でおもに生産されており、イタリア料理やスペイン料理、ギリシャ料理には絶対に欠かせないオリーブオイルは、今や日本人の食生活にも普及しています。

サラダ油に加え、オリーブオイルを常備しているというご家庭も多いことでしょう。

オリーブオイルがここまで日本人の生活にも浸透した理由は、一つには、パスタなどオリーブオイルを使う料理を、日本人が家庭でつくるようになったからでしょう。

しかしそれ以上に、健康効果が謳《うた》われたことが、オリーブオイルの普及を大きく後押ししたと考えられます。

事実、数あるオイルに関する論文のなかでも、オリーブオイルの健康効果を扱った論文は、段ちがいに多いのです。

オリーブオイルがどのように健康に寄与するのかは次項以降で詳しくお話しするとして、こここでは、食用油としてのオリーブオイルのメリットについてお伝えしておきましょう。

オリーブオイルは、100グラム中71グラム強が、オレイン酸という脂肪酸で占められています。

オレイン酸は、脂肪酸の種類でいうとオメガ9で、前にも触れたように、分子構造が折れ曲がっている箇所は1カ所のみです。

先ほど、オメガ3は折れ曲がっている箇所が多いだけに、壊れやすいと説明しましたね。これは、逆にいえば、折れ曲がっている箇所が少ないほど壊れにくいということです。

したがって、折れ曲がっている箇所が1カ所しかないオレイン酸は壊れにくく、それを多く含むオリーブオイルは、調理によって劣化しにくいオイルといえるのです。

劣化のしにくさでいえば、一般的にサラダ油より優れています。

一般的なサラダ油は、オメガ6であるリノール酸が多く含まれており、リノール酸は分子構造が2カ所で折れ曲がっています。

オリーブオイルにもリノール酸は含まれていますが、オレイン酸のほうがはるかに多いため、サラダ油よりも安定しているといえるのです。

もちろん、高温調理したものをなんども使い回したり、長期間、放置したりすれば、さすがに劣化します。

ただ、アマニ油やエゴマ油などのオメガ3、サラダ油のオメガ6と比べると、オメガ9が多く含まれるオリーブオイルは、もっとも加熱調理に適したオイルといえるでしょう。

❷ LDLコレステロールを軽減、血液サラサラに

オメガ3、オメガ6とはちがい、オメガ9は必須脂肪酸ではありません。つまり、不足すれば、からだの中でつくることができます。

生きていくために、絶対不可欠ではないオメガ9——これに期待できる健康効果とは、いったいどのようなものでしょうか。

オメガ3は、血管壁にベッタリくっついたLDLコレステロールを削り取り、みずからも血管壁に長く居座らないことで、結果的に血管を健康にしてくれると説明しました。

血管壁がきれいになれば、血液の流れを妨げる血栓《けっせん》という障害物がなくなるため、血液が小

川のようにサラサラと流れやすくなる、という話でしたね。

加えて、血管壁から油の層が取り除かれるというのは、いってみれば、ホースの内面にこびりついた水アカを取り除くようなものです。

こうしてしなやかになった血管は自在に伸縮できるため、血液の流れをよくするという意味では、これも血液サラサラ効果といえます。

これらのしくみは、オメガ3のところでお話ししたとおりですが、オメガ9に期待できる健康効果の一つは、これとまったく同じです。

つまり、折れ曲がった構造によって血管にこびりついたLDLコレステロールを削り取るようにして置き換え、結果、血流をよくするという、血液サラサラ効果が期待できるのです。

さらに、オリーブオイルには血中の中性脂肪とLDLコレステロールを減少させる効果もあります。血液の質そのものを、脂肪の多いドロドロ状態から、脂肪の少ないサラサラ状態にしてくれるわけです。

前に、血液の質よりも血液の流れやすさのほうが重要といいましたが、血中の総脂肪が高めの人にとっては、これは見過ごせない健康効果といえるでしょう。

といっても、折れ曲がっているところが3カ所もあるオメガ3のほうが、血管壁にこびりついたLDLコレステロールを置き換える効果は高いといえます。

また、オメガ3のように、血管壁を形づくる細胞膜そのものの構成に関与することは、オメガ9にはできません。

ただ、ここでも思い出していただきたいのは、食用油としての使い勝手――オメガ3は劣化しやすく、オメガ9は劣化しにくいということです。

オメガ3は適切な形で摂れば高い健康効果が期待できますが、その反面、劣化しやすく、摂り方には注意が必要です。オイルの価格としても、アマニ油やエゴマ油はけっして安価とはいえません。

他方、オメガ9は、オメガ3ほど高い健康効果は期待できない反面、オリーブオイルの家庭における使い勝手のよさや使い道の幅広さは、アマニ油やエゴマ油をはるかにしのぎます。

価格的にも、オリーブオイルは、大きなペットボトル入りで売られているサラダ油に比べれば総じて高いものの、アマニ油やエゴマ油ほど高価ではありません。

要するに、何を選択するか、という問題です。

より高い効果を、細心の注意を払って得るか、そこそこに高い効果を、より気軽に得るか――。

オイルによる健康増進は一朝一夕のことではなく、毎日の食習慣にからだによいオイルを取り入れることで徐々にあらわれます。したがって、今述べたような選択について日々、意識しておくことが大切なのです。

「どの面をとっても絶対にいいもの」など存在しません。そのなかで、それぞれのメリットとデメリットを知ったうえで、臨機応変に、各種オイルを日々の健康づくりに取り入れていっていただきたいと思います。

❸ オリーブオイルの選び方

一般的に販売されているオイルのなかで、オリーブオイルほど値段の開きが大きいオイルはないといってもいいかもしれません。

1リットルや2リットル入りのペットボトル詰めで売られているものから、小さな瓶入りで売られているもの、なかには、ごていねいにも木箱に入れられているものまであります。

こうした値段の開きは質のちがいと思われがちですが、じつは、そうともいえません。

オリーブオイルを買うときは、必ず「エクストラバージンオイル」を買っているという人も多いと思います。ただし、オメガ9の健康効果という点では、こうしたこだわりもあまり意味がありません。

数多くあるオリーブオイル関連の論文には、「エクストラバージンオイルがいい」としているものもたくさんあります。

ただ、問題は、統計的な有意差が出ていないこと。つまり、実験データを比べてみた場合に、確実にエクストラバージンのほうがいいと結論できるような、明確な差異が確認できないのです。

いいかえれば、エクストラバージンオイルだろうと、バージンオイルだろうと、ただのオリーブオイルだろうと、期待できる健康効果は同じと考えられるわけです。

そもそも、何をもってエクストラバージンというのか、ご存じでしょうか。

じつは基準はさまざまなのですが、簡単には、エクストラバージンオイルとは要するに「一番絞り」ということです。オリーブの実を圧搾《あっさく》した、最初の絞り汁（オイルですが）です。これをさらに絞った「二番絞り」がバージンオイル、3回以上になると、何もつかない、ただのオリーブオイルになります。

油の「純度《じゅんど》」でいえば、このなかでもっとも純度が高いオイルは、じつは何もつかないオリーブオイルです。なぜなら、なんども絞られる過程で、皮や実に含まれた不純物がなくなっていくからです。

オリーブオイルは、オリーブの実ごと絞ってつくられるのですから、当然、エクストラバージンにもっとも多く不純物が含まれることになるわけですね。

といっても、その不純物とは、オリーブの皮に含まれており、抗酸化作用があるとされるポリフェノールが主です。

また、オリーブオイル特有の香りや風味もポリフェノールなどによるものですから、健康的にも、味覚的にも、うれしい不純物といえるでしょう。もちろん、ポリフェノール自身の抗酸化作用やそれから派生する健康効果も見逃せません。

ただ、これも何を選択するかの問題であって、オメガ9の健康効果という点に限っては、エクストラバージンも何も関係ありません。

ポリフェノールも一緒に摂りたい、香りも風味も楽しみたい、というのであれば、少し高いお金を出してエクストラバージンオイルを買うのも一つの選択でしょう。

他方、オメガ9の健康効果が得られればいい、なるべく安く抑えたい、というのであれば、ただのオリーブオイルを買うのもまた一つの選択ということです。

ちなみに、最近はノルマルヘキサン製法という油の製造方法を危険視する論調があるようですが、これもたいして気にする必要はありません。

ノルマルヘキサン製法とは、オイルの抽出過程でヘキサンという物質を加えることで、オイルを大量生産する方法です。

オリーブオイルでも、エクストラバージンでもバージンでもない、ただのオリーブオイルは、この製法でつくられることも多いようです。

なぜ、ノルマルヘキサン製法が問題かというと、一つにはヘキサンが猛毒だからです。

そして二つには、ヘキサンを除去する工程でオイルが高熱処理されるせいで、出荷される時点でオイルが劣化しきっているから――というのが、危険視している人たちの言い分です。

しかし、この説には大きな誤解が含まれているといわなければなりません。

たしかにヘキサンは猛毒です。ただ、ヘキサンを除去する際に高温処理されるといっても、その温度は70℃弱です。

壊れやすいオメガ3ですら、100℃以上で劣化が進むわけですから、それよりも壊れにくいオメガ9やオメガ6、すなわちオリーブオイルやサラダ油が、出荷される時点で劣化しきっているというのは、大きな勘ちがいなのです。

巷《ちまた》の健康意識の高まりに合わせるようにして、さまざまな情報が共有されるようになったことは好ましい状況だとは思います。

しかしその反面、つねに正しい情報を追い求めるようにしていないと、こうした恐怖を煽《あお》るだけのような論調に振り回されかねません。とりわけ、毀誉褒貶《きよほうへん》の激しいオイルについては、巷にあふれる情報に十分ご注意ください。

❹ オリーブオイルの使い方と摂取量

すでにお伝えしたように、オリーブオイルを選ぶ際にはあまり神経質になる必要はありません。粗悪品は皆無とはいいませんが、日本でつくられたり、日本に輸入されたりしているものであれば、まず安心できる品質といっていいでしょう。

健康にいいとはいえ、オイルは高カロリーです。どんなに健康にいいオイルでも、摂りすぎれば害となります。

すでに一般的となっているオリーブオイルは、ついつい日常的にたっぷり使いがちですが、やはり適切な摂取量を守りながら食生活に取り入れることが大切です。

オメガ９は必須脂肪酸ではないため、政府の推奨摂取量がありません。ですから、ここではオメガ６の推奨摂取量から、オリーブオイルの一日あたり摂取量の目安を出しておきましょう。

オメガ６の推奨摂取量は、年齢によって多少ちがうのですが、約10グラムです。オリーブオイルのリノール酸（オメガ６）の含有量は約７パーセントです（オリーブオイルは、オメガ９であるオレイン酸を約70パーセント含みます）。オメガ6の推奨摂取量10グラムとオメガ3の2グラム、そして総脂質が45グラム程度だとすると、加工食品分を考慮したとして、オリーブオイルの摂取量は最大15グラム程度です。

風味のよいオリーブオイルは、ドレッシングにしてもおいしく摂れます。

私はよく、オリーブオイルにガーリック、砕いたピスタチオとアーモンド、ペパーミントなどを別々に漬け込んでおいて、そのときどきの気分でドレッシングに利用しています。漬け込んだものによって風味が異なるので、ベースは同じオリーブオイルでも、バリエーション豊かにサラダを楽しめますよ。私は辛いものが苦手なので使いませんが、唐辛子を漬け込むという方法もあります。

また、前にも触れたように、オメガ9は熱に強いので、炒め物や揚げ物にも適しています。とはいえ、熱でまったく劣化しないわけではありません。高温調理したオリーブオイルをなんども使いまわすのは避けましょう。もったいないと思うかもしれませんが、高温調理に使ったオイルは一回限りで捨ててほしいくらいなのです。

スペインなどの家庭の調理風景を見ていても、揚げ物に使ったオイルは、使ったそばから捨てることが多いです。また、鍋底から5ミリ程度の少なめのオイルで揚げ焼きのようにしているのも、よく見ます。

いずれにせよ、オリーブオイルを使った料理の「本家本元」ともいえる地中海沿岸の国々では、「一度使ったオイルを取っておいて、また使う」という発想はないようなのです。

もちろん、スペインやイタリアなどと日本とでは、オリーブオイルそのものの価格がかなりちがいます。日本で、彼らのように豪快にオリーブオイルを使うのは、経済的に、ちょっと勇気のいることでしょう。

しかし、劣化したオイルを摂りつづければ、必ず何らかの形で健康に支障をきたします。劣化した油は過酸化脂質と呼ばれ、動脈硬化や発がんに関与していると報告されています。

たっぷり使ったオイルを一回限りで捨てるのはもったいない、と思うのであれば、そうしなくて済むような工夫をすればいいのです。

摂取目安量の範囲に収まるくらいの少なめのオイルで調理し、鍋に余ったオイルはパンにつけて食べたりしてもいいですね。余ったオイルで米を炒め、水や調味料、具材を加えて炊けば、ピラフやパエリアもできます。

オリーブオイルは、健康効果があるうえに加熱調理にも向いているのですから、せっかくのメリットをなるべく損わないよう、取り入れていきましょう。

ココナッツオイル

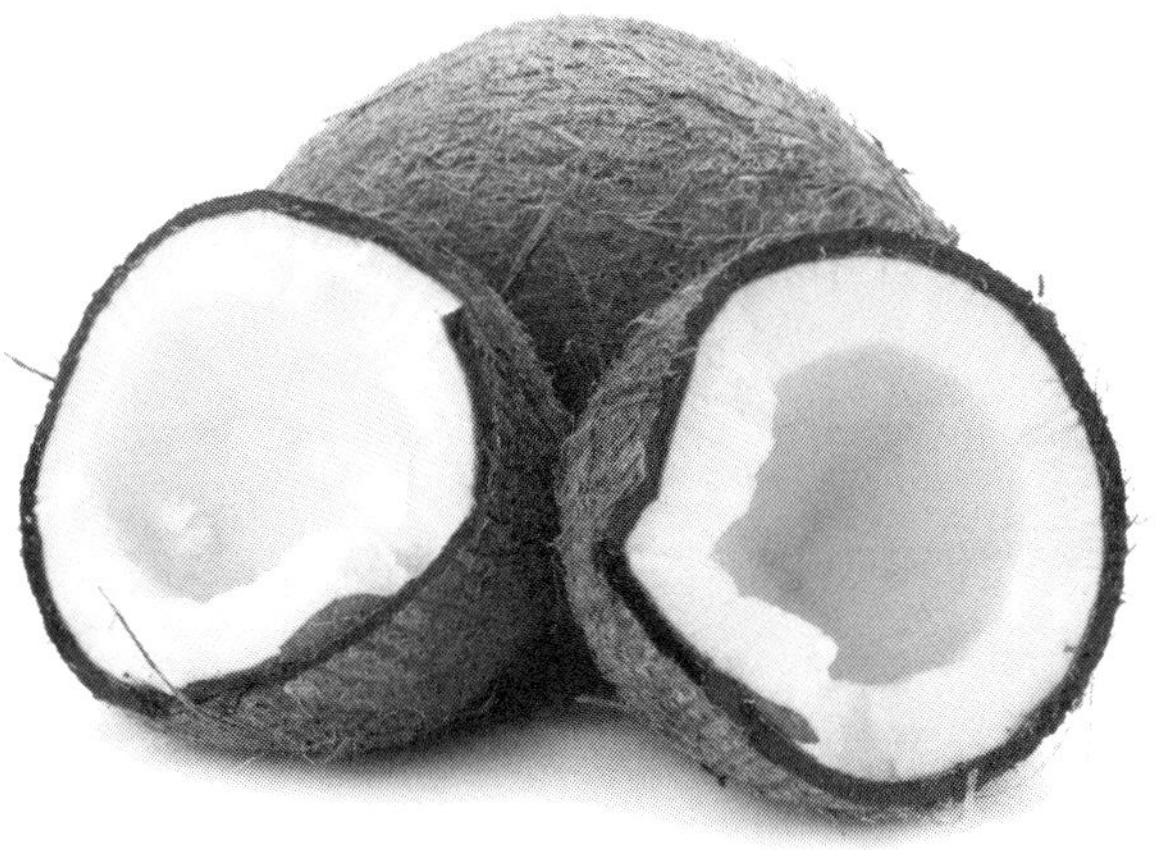

❶ 中鎖脂肪酸──ココナッツオイルでしか摂れない「いい脂質」

本書で扱う食用油のなかで、ココナッツオイルはかなり異質な存在です。

というのも、ココナッツオイルは、分子構造が折れ曲がっていない「直鎖脂肪酸」であり、どちらかというと、牛や豚の脂肪に近い構造をもっているのです。

したがって、ココナッツオイルはオメガ3でも6でも9でもありません。その範疇《はんちゅう》とは、まったく別ものオイルであると考えてください。

そんなココナッツオイルの健康効果もまた、本書で取り上げるほかのオイルと比べると少し異質といえます。

まず、ココナッツオイルの特性からお話ししましょう。

ココナッツオイルは、今述べたように、直鎖脂肪酸です。

また、ココナッツオイルは、鎖の長さが中くらいの「中鎖脂肪酸」です。

すべての脂肪酸は、分子が連なった鎖の長さによって「長鎖脂肪酸」「中鎖脂肪酸」「短鎖脂

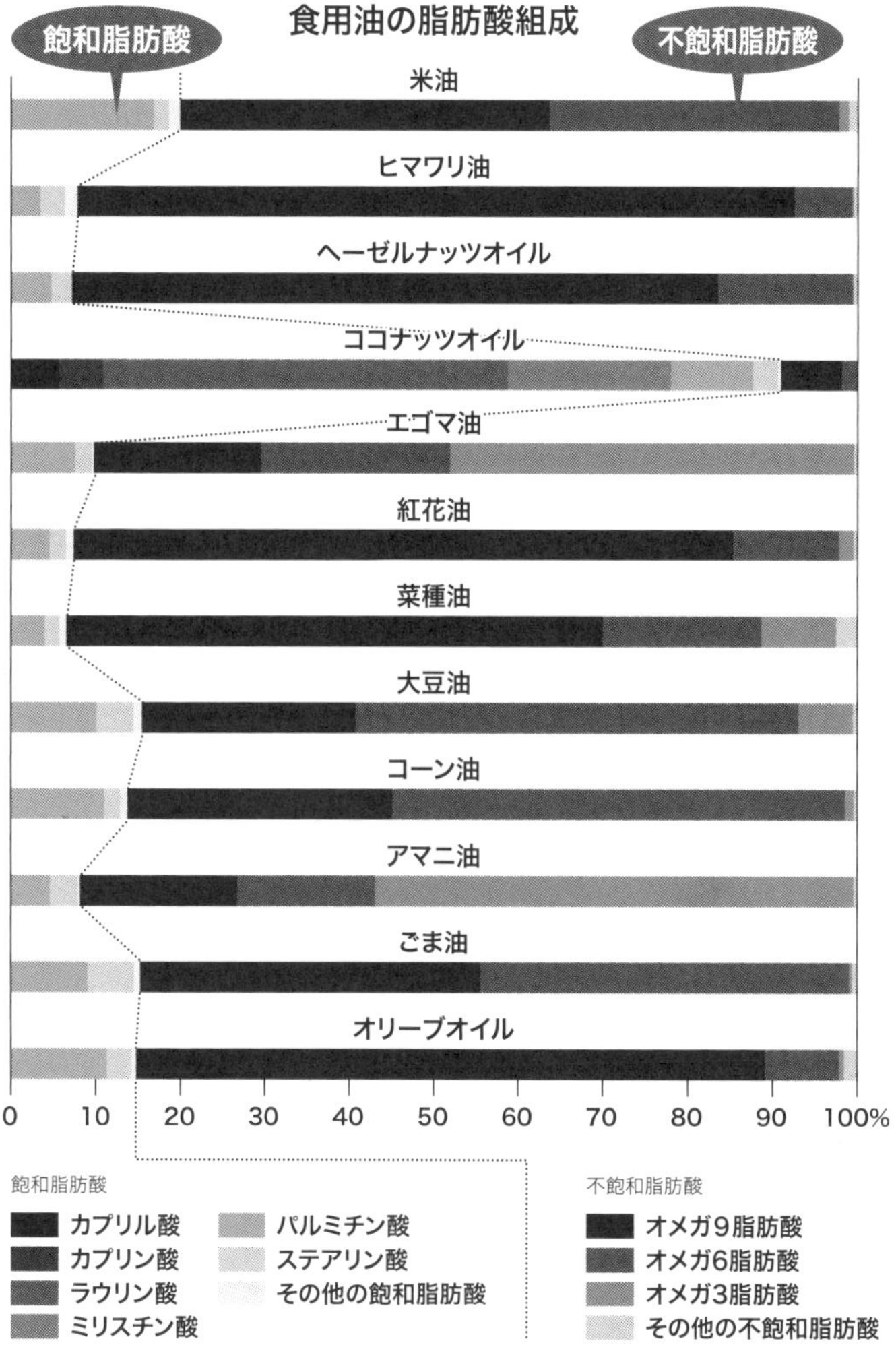

ココナッツオイルと他のオイルの脂肪酸組成の比較

肪酸」に分類されています。

より具体的にいうと、炭素の数が12個以上の脂肪酸は長鎖脂肪酸、８～12個の脂肪酸は中鎖脂肪酸、８個以下の脂肪酸は短鎖脂肪酸です。

これらの脂肪酸が、渾然一体《こんぜんいったい》となって、一種類のオイルの中に含まれており、やはり、もっとも多く含まれている脂肪酸の長さによって、「このオイルは長鎖脂肪酸だ」などと分類されるわけです。

自然界には短鎖脂肪酸はほとんど存在せず、サラダ油からオリーブオイル、アマニ油、エゴマ油など、食用油の大半は長鎖脂肪酸です。魚を含め動物の油脂に含まれる脂肪酸も長鎖脂肪酸です。

まとめると、ココナッツオイルは、分子構造が折れ曲がっていないまっすぐな形をしており、なおかつ鎖の長さがほかの食用油に比べて「短い」――じつはここにこそ、ほかのオイルにはない、ココナッツオイルだけの健康効果の秘密があるのです。

次項から、一つずつ説明していきましょう。

❷ 一日大さじ1杯のココナッツオイルで肥満を防ぐ

ほかのオイルにはないココナッツオイルの健康効果の筆頭は、油脂でありながら、体内で脂肪に変換されにくい、ということです。

食べることで取り入れた脂肪酸が体内で代謝されるしくみについては、後の章で詳しく述べるので、ここではごく簡単にイメージをつかんでいただきましょう。

オイルのカロリーは、すべて1グラムあたり約9キロカロリーです。

カロリーというと「太る元」というイメージがありますが、オイルを1グラム摂ると、約9キロカロリーのエネルギーを得られると考えてください。エネルギーとは、からだを動かすガソリンということです。

さて、今述べたように、すべてのオイルは1グラムあたり約9キロカロリーですから、供給できるエネルギー量は変わりません。しかし、オイルに含まれる脂肪酸によって、じつは代謝される経路が異なります。

炭素がたくさん連なった長鎖脂肪酸は、その長さゆえに、長い代謝経路をたどらなくては分解・利用されません。

ごく単純化して説明すると、長鎖脂肪酸は、胃・小腸を経て肝臓へと至り、さまざまな形につくり変えられながら、大きな血流に乗って体内に分配されます。

こうして各細胞をはじめ、体内で脂肪酸を必要としているところで有効活用されるのですが、この長い代謝経路をたどっている間に、余った脂肪酸は脂肪へと変換・蓄積されてしまうのです。

これは、いいかえればエネルギーを体内に貯蓄しているということですから、生命維持のために必要不可欠な機能です。外からエネルギー補給ができないという緊急事態に、からだはつねに備えているわけです。

しかし、飢餓《きが》とは無縁となった現代日本では、これこそが、「太る」原因になっています。脂肪を摂りすぎると太るのは、からだに自然に備わった生命維持機能が、過分に使われているから、ともいえるでしょう。

このように、長鎖脂肪酸は長いがゆえに多くの代謝経路をたどり、その途中でどうしても一部が脂肪に変換・蓄積されてしまうのです。

一方、ココナッツオイルに多く含まれる中鎖脂肪酸は少しちがいます。

長鎖脂肪酸より炭素の数が少ないために、中鎖脂肪酸の代謝には、長鎖脂肪酸にかかるほどの代謝経路が必要ありません。

これもごく単純化して説明しますが、中鎖脂肪酸は胃・小腸から肝臓へと至ると、速やかにエネルギーに変換されるべく全身へと分配されます。

複雑な経路をたどって体内をめぐらないため、途中で余剰分が生じ、脂肪に変換・貯蔵されることもほとんどありません。

中鎖脂肪酸が代謝される速度は、長鎖脂肪酸の5～10倍ともいわれています。わかりやすい言葉を使えば、体内であっという間に「燃やされてし

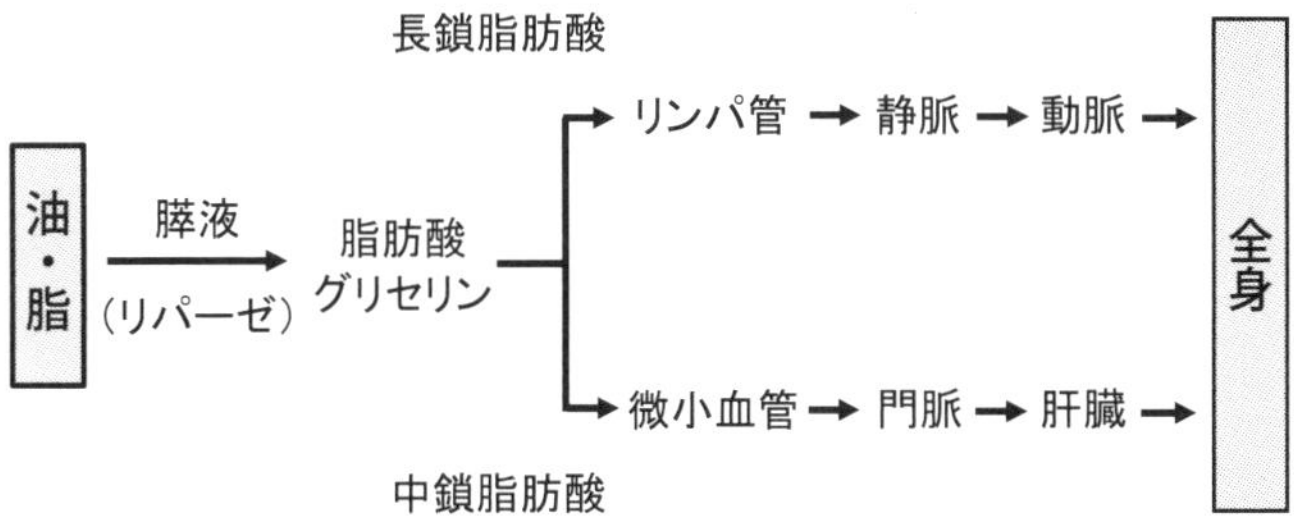

長鎖脂肪酸・中鎖脂肪酸の吸収と代謝

まう」のです。

中鎖脂肪酸は、長鎖脂肪酸のように各組織の細胞の材料になったり、脂肪として貯蔵されたりしません。そのため、今までは「利用価値が低い脂肪酸」とされてきましたが、近年では少しとらえ方が変わっています。

現代の先進国においては、健康度を高めるカギは飢餓への対応力よりも、飽食への対応力にかかっています。

由々《ゆゆ》しきことではありますが、まさに長鎖脂肪酸の摂りすぎによる肥満が横行しているなかで、エネルギーとして速やかに利用される「太りにくい脂肪酸」。

こうして中鎖脂肪酸は、エネルギーの貯蔵という古来の脂質の役割とはまたちがった側面から、脚光を浴びるようになったというわけです。

食用油のなかで唯一、その中鎖脂肪酸を多く含んでいるココナッツオイルは、もっとも太りにくいオイルといっていいでしょう。

もちろん、中鎖脂肪酸といえども、1グラム約9キロカロリーであることに変わりありません。摂りすぎれば、長鎖脂肪酸と同様、脂肪へと変換・貯蔵されます。

その点だけは理解したうえで、日々使っているオイルをココナッツオイルに置き換えれば、もとより「太りやすいオイル」を、「太りにくいオイル」に取り替えることになります。

ココナッツオイルの適量は、「一日に大さじ1杯」です。しかも、今使っているオイルに「プラス」するのではなく、「置き換える」ようにしましょう。

摂りすぎにさえ気をつければ、ココナッツオイルは、肥満の予防、改善に一定の効果が期待できます。

たとえば、サラダ油の代わりにココナッツオイルを使って炒める、バターの代わりにココナッツオイルをトーストに塗る……などなど、日々の食生活を少しアレンジして、取り入れてみてください。

❸ 血管の健康にも効果的

ココナッツオイルは、血管の健康増進にも役立ちます。

血管および血液の健康といえば、先にあげたオメガ3やオメガ9でしたね。

ココナッツオイルの効果は、それらには及びません。ただし、ココナッツオイルの特性を踏まえて複合的に考えれば、かなり利用価値は高い、といえるのです。

どういうことか、説明していきましょう。

血管がいかに不健康になるかというと、ベッタリとした性質のLDLコレステロールが血管壁にくっつき、そのせいで血流が悪くなったり、血管壁の細胞への酸素や栄養素の供給が妨げられたりするからです。

オメガ3やオメガ9は、血管壁にくっついたコレステロールを置換することで、血管壁をきれいに掃除してくれる、だか

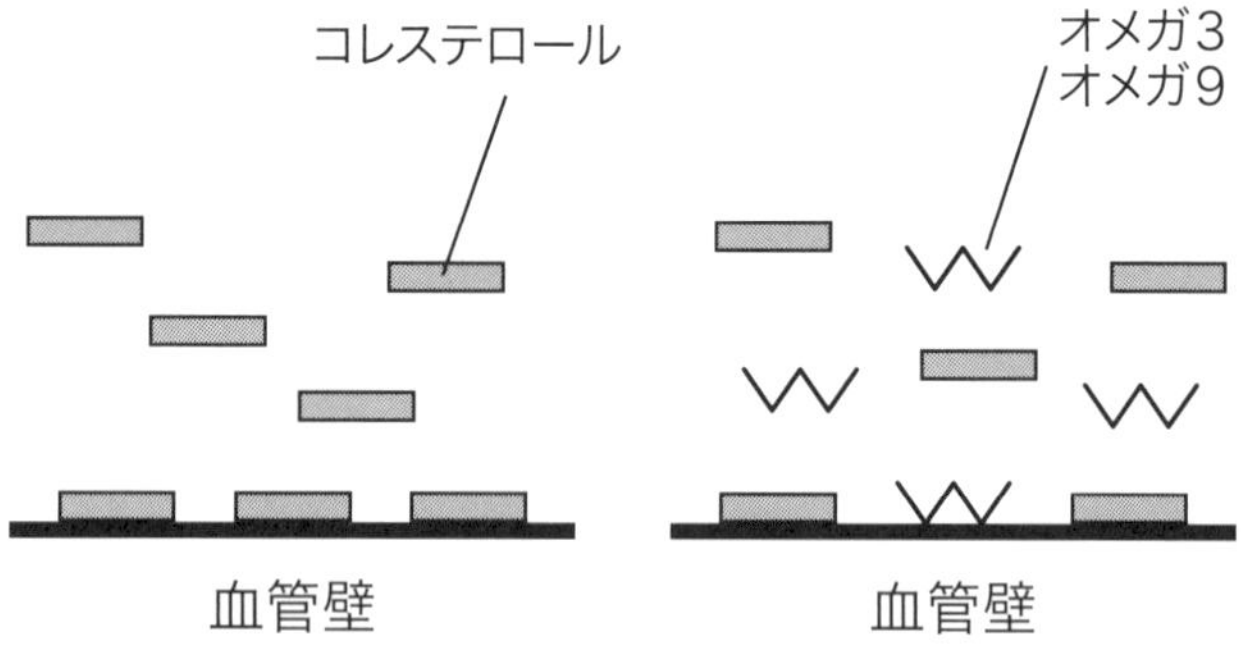

オメガ3やオメガ9は血管壁にくっついた
コレステロールを置換する

らアマニ油やエゴマ油、オリーブオイルは血管や血液の健康増進に役立つオイルといえる、という話でしたね。

では、ココナッツオイルは、血管においてどのようにはたらくのでしょうか。

すでに触れたように、ココナッツオイルは直鎖脂肪酸（その多くはラウリン酸という脂肪酸です）なのですが、じつはこれにもLDLコレステロールを置き換える作用があります。

といっても、効率性においてはオメガ3や9にはかないません。

あくまでもイメージですが、アマニ油やエゴマ油、オリーブオイルが、まるで

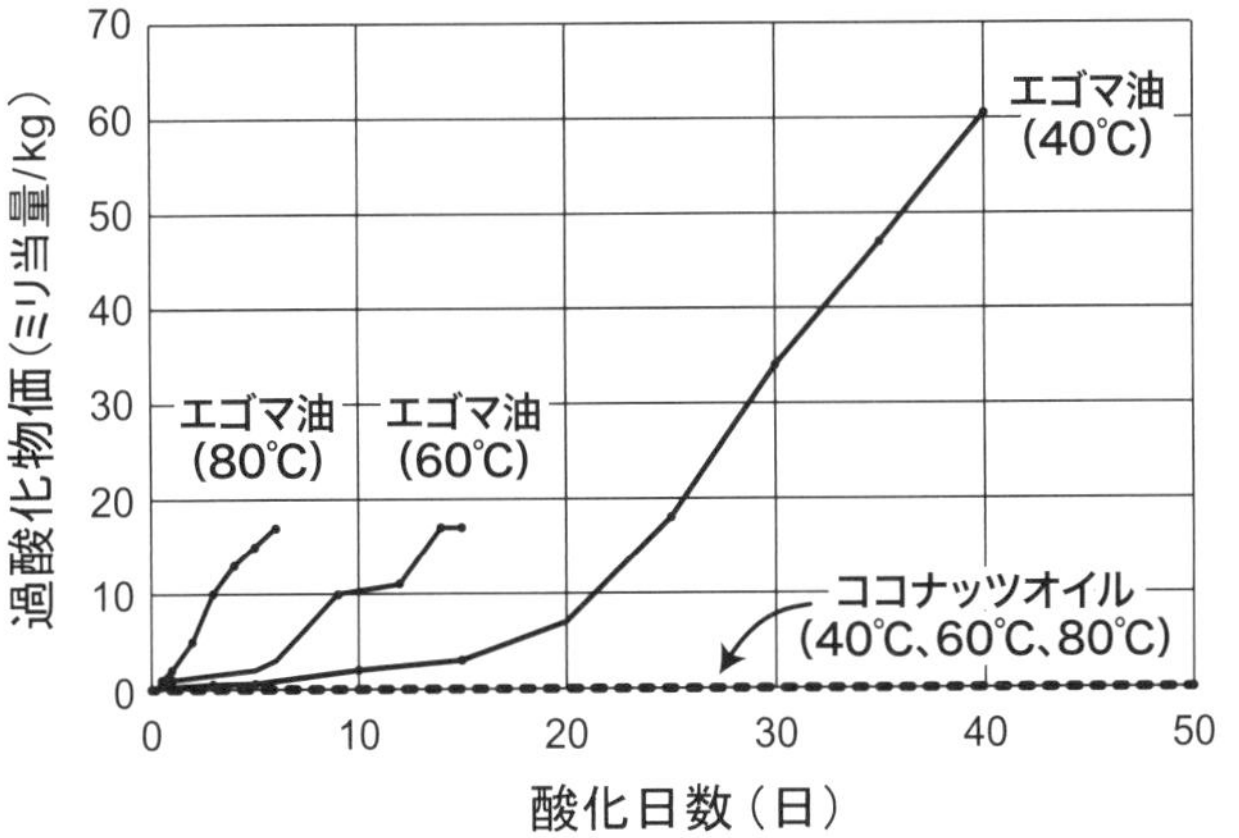

ココナッツオイルとエゴマ油の熱劣化

［出典：*J. Food Sci.*,75(6), C498,2010］

オセロの黒を白に変えるように血管壁をきれいにするとしたら、ココナッツオイルは、せいぜい「白に近いグレー」に変える程度です。

ただ、それでもなお、ココナッツオイルの利用価値は「買い」なのです。

その理由は、二つあります。

一つは、オメガ3や9によるLDLコレステロールの置換には、一定量の直鎖脂肪酸の介在が必要であること。いくら効率的に置き換えてくれるといっても、直鎖脂肪酸がなければ、オメガ3もオメガ9もフルに活躍できないのです。

そしてもう一つは、オイルとしての安定性が、オメガ3やオメガ9よりはるかに高いからです。

オメガ3は、折れ曲がっている箇所が多い分、壊れやすいということはすでにお話ししましたね。オメガ9は、オメガ3よりは劣化しにくいといいましたが、それでも分子構造が折れ曲がっている以上、まったく壊れにくいわけではありません。

これらに比べて、分子がまっすぐ隙間なく連なっている直鎖脂肪酸は、格段に壊れにくい、すなわちココナッツオイルは劣化しにくいといえるのです。高温調理をしてもほとんど劣化しませんし、長期保存にも向いています。

たびたびお伝えしていますが、オイルを健康増進に役立てるには、日常の食生活にじょうずに、からだによいオイルを取り入れることが大切です。

そのなかで、つねに状態のいいオメガ3やオメガ9を摂りつづけるというのは、なかなか難しいことです。

少し気を抜けば、劣化したオメガ3や9をからだに入れてしまう、そんなリスクがあるなかで、めったなことでは壊れないココナッツオイルも一つの選択肢に含めておけば、総じて、血管の健康度は高まっていくでしょう。

いうなれば、つねに神経を尖らせて完璧な効果を求めるのではなく、そこそこの効果を、より安全に得ていくという発想も、健康度を高めていくには大切だということです。

❹ 糖に代わる脳のエネルギー源となり、認知症を予防

糖質、脂質、タンパク質――いわずと知れた三大栄養素ですね。動物のからだは、この三つが補給されなくては、正常に機能しません。

なかでも、糖は「脳の重要なエネルギー源」といわれます。それが高じて「脳は糖しかエネルギーにできない」などという、少々極端な説も見られます。

たしかに、糖はからだの重要なエネルギー源ですが、糖が動かしているのは、じつは心臓の半分と脳だけです。つまり、それ以外はすべて、脂質が動かしているのです。

将棋などの棋士の方は、対局に必ず「おやつ」を持ち込み、指している合間にも糖分をたくさん摂るそうです。将棋のような激しい頭脳労働には、やはり糖の補給が欠かせないということでしょう。

ならば、やはり脳は糖しかエネルギーにできないのか、と思ったかもしれませんが、これが少しちがうのです。

仮に、脳が糖しかエネルギーにできないとして、糖が入ってこない状況に陥ったら、どうなるでしょう。当然、脳は動かなくなって生命維持活動が停止、つまり死んでしまいます。はたして、生命維持活動のすべてを担っている重要な器官が、たった一種類の栄養素しかエネルギーにできないなんてことがあっていいものでしょうか——もちろん、いいはずがありません。

そのとおりの話で、脳には、万が一、糖が入ってこなくなったり、糖を利用できなくなったりした場合には、いわば「緊急措置」がはたらくようになっているのです。

前置きが長くなりましたが、そこで鍵となるのが、ケトン体という物質です。

ケトン体は、糖がきちんと補給され、脳がきちんと糖をエネルギーとして支えている間は、合成されません。ところが、脳が糖を利用できなくなったときには、脂肪酸を材料としてつくられはじめます。

このケトン体が、もっとも効率的につくられる際の「原料」となるのが、中鎖脂肪酸です。前に、長鎖脂肪酸は長い代謝経路を経なければならない一方、中鎖脂肪酸は代謝経路がとてもシンプルだとお話ししました。

ケトン体の合成においても、それが大きく関係しています。

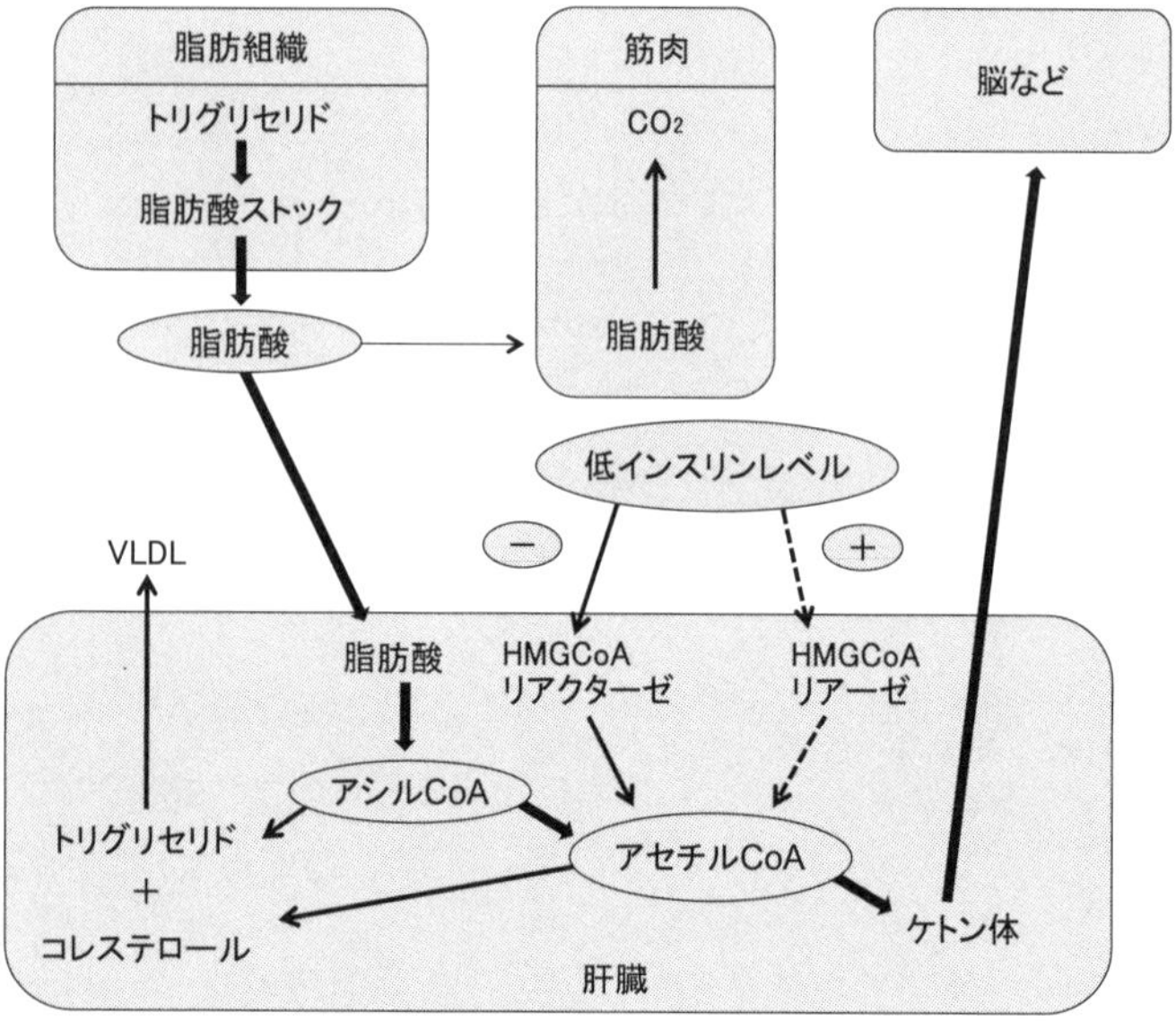

中鎖脂肪酸のケトン体への変換

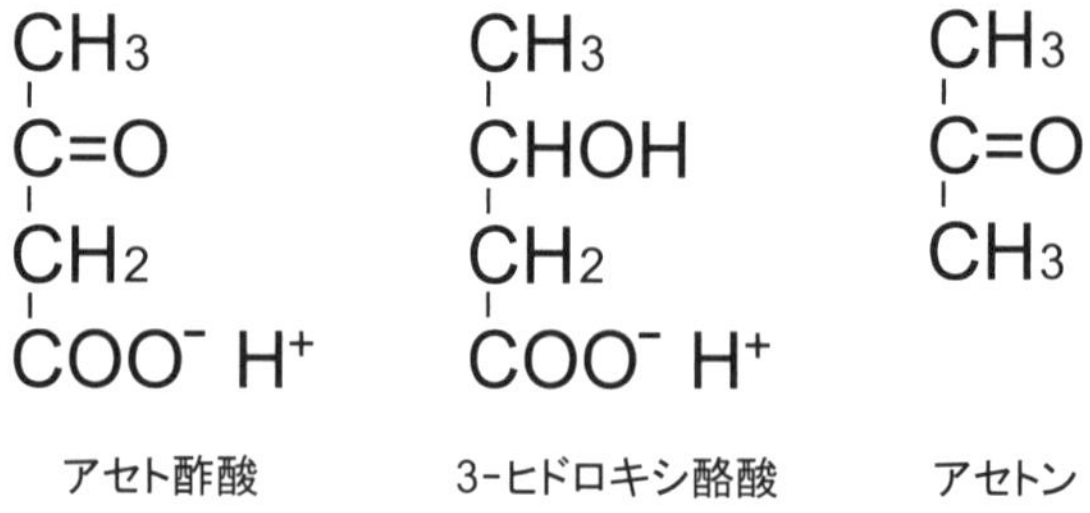

ケトン体の化学構造

中鎖脂肪酸は、小腸から肝臓へと至ったのち、たったの3ステップでケトン体へと合成されます。とかく複雑な生体反応によって生命が維持されているなかで、これほどシンプルなしくみは、ほかにないといってもいいかもしれません。

ケトン体がつくられなければならない状態とは、脳の非常事態です。だからこそ、スピーディに糖に代わるエネルギーを供給するプロセスは、シンプルにはたらくようになっているのでしょう。からだとは、本当によくできているものですね。

こうした中鎖脂肪酸のはたらきが明らかになってから、中鎖脂肪酸は、アルツハイマー型認知症の改善に役立つとされるようになりました。

アルツハイマー型認知症は、アミロイドベータというタンパク質の一種が脳に蓄積することで、脳が糖を利用できなくなってしまう病気です。

糖をいくら供給しても、肝心の脳が糖を利用できず、エネルギー不足に陥ってしまう。そのために、さまざまな認知機能の低下があらわれるのです。まさに、先にあげた「脳が糖を利用できない状況」に陥るわけですね。

そこで、糖に代わるエネルギー源を供給すべく、すみやかにケトン体へと合成される中鎖脂肪酸を摂取すると、認知機能に劇的な改善が見られた――こんな臨床報告が、すでに数々の専門機関から寄せられています。

アルツハイマー型認知症は、特定の人がなる病気ではありません。アミロイドベータの蓄積は、40歳代から始まるといわれているからです。

したがって、ココナッツオイルは、アルツハイマー型認知症の改善に役立つばかりか、40歳代から適量を摂りはじめることで、予防にも役立つといえるでしょう。

ナッツオイル

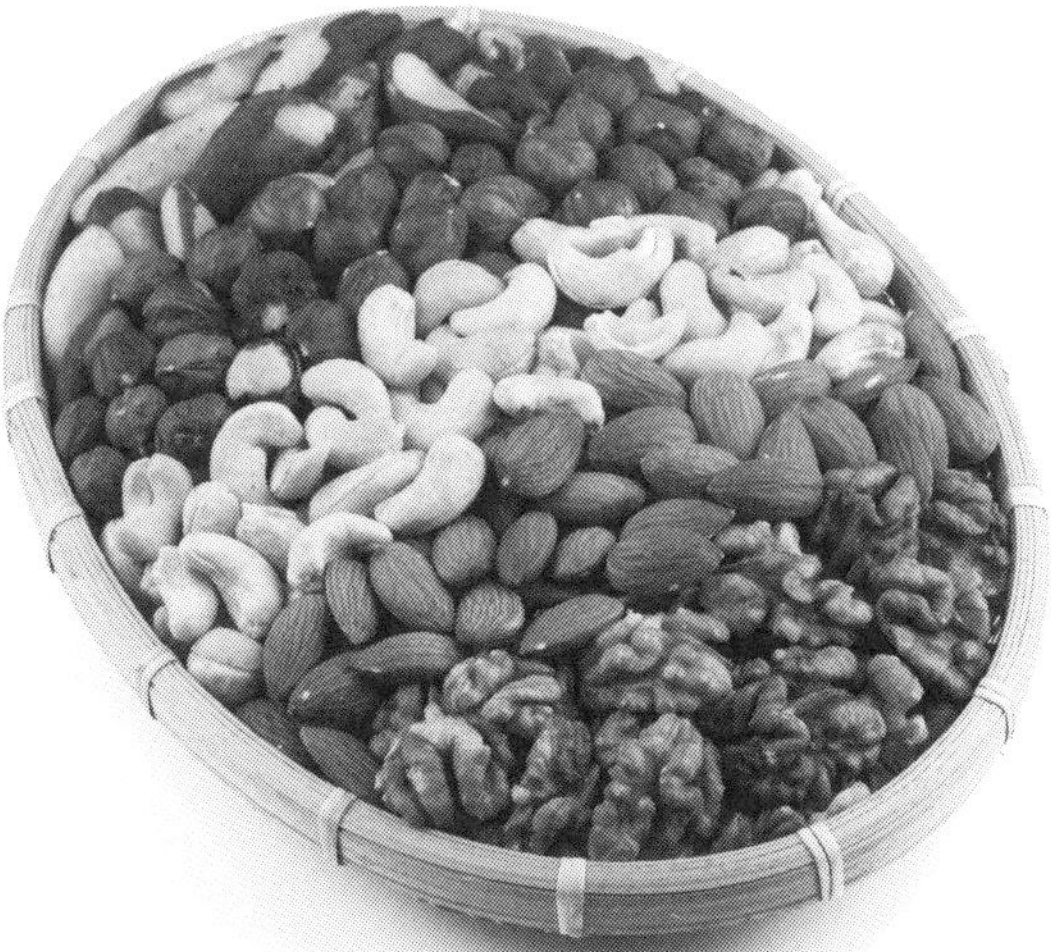

❶ 「安眠効果」のあるナッツオイル

アーモンドオイルをはじめ、クルミオイル、マカダミアナッツオイル……などなど、ナッツオイルは、端的にいえば「天然の睡眠薬」です。

脳に優しく作用することで、自然な形で質のよい睡眠を導いてくれます。

そもそも、人はどのようにして眠りに落ちるのでしょう。活動して疲れると自然と眠くなる……たしかにそうなのですが、もちろん、そこには睡眠を誘発する脳のはたらきが介在しています。

少し専門的な話になりますが、脳には、ベンゾジアゼピン系という、睡眠を招く回路があります。

睡眠は、脳内の興奮系の神経伝達物質が抑制されることで起こるといわれています。

ベンゾジアゼピン系では、ＧＡＢＡという物質がＧＡＢＡレセプターと合体すると、クロライドという物質が脳細胞に流れ込みます。ふだんは閉じている細胞膜の「門」が、ＧＡＢＡというカギでガチャリと開くイメージですね。

このクロライドが脳細胞間の興奮系の神経伝達を抑制するため、からだは興奮から安定へ、すなわち睡眠へと誘われていきます。

ちなみに、いっときストレス抑制効果があるとしてGABAが注目され、GABA入りのチョコレートなども販売されています。しかし、この食べ物の中のGABAはBBBを通り抜けることができません。

食べ物由来のGABAは「末梢系GABA」とも呼ばれ、あくまでも脳以外の末梢血管に作用するものです。

一方、脳の中でつくられるGABAは「中枢系GABA」です。これは、いわば脳血管専用のGABAですから、ストレス抑制効果を謳うチョコレートを食べても、睡眠誘発効果は期待できないのです。

話を戻しましょう。

ベンゾジアゼピン系のポイントは興奮を抑制するクロライド――ということになりますが、ベンゾジアゼピン系とは異なる睡眠を誘う物質としてセロトニンという脳内物質が知られています。セロトニンの95パーセント以上は脳以外に存在しますが、5パーセント程度の脳のセロトニンが睡眠に大きくかかわっているのです。

そこで、ナッツオイルの登場です。というのも、次項でも説明するように、ナッツオイルに含まれるアミノ酸の一種、トリプトファンがセロトニンの原料となるからです。

つまり、セロトニンの分泌を促進することで、間接的に脳細胞内へのクロライドの流入を増やし、睡眠を導く。ナッツオイルは脳に

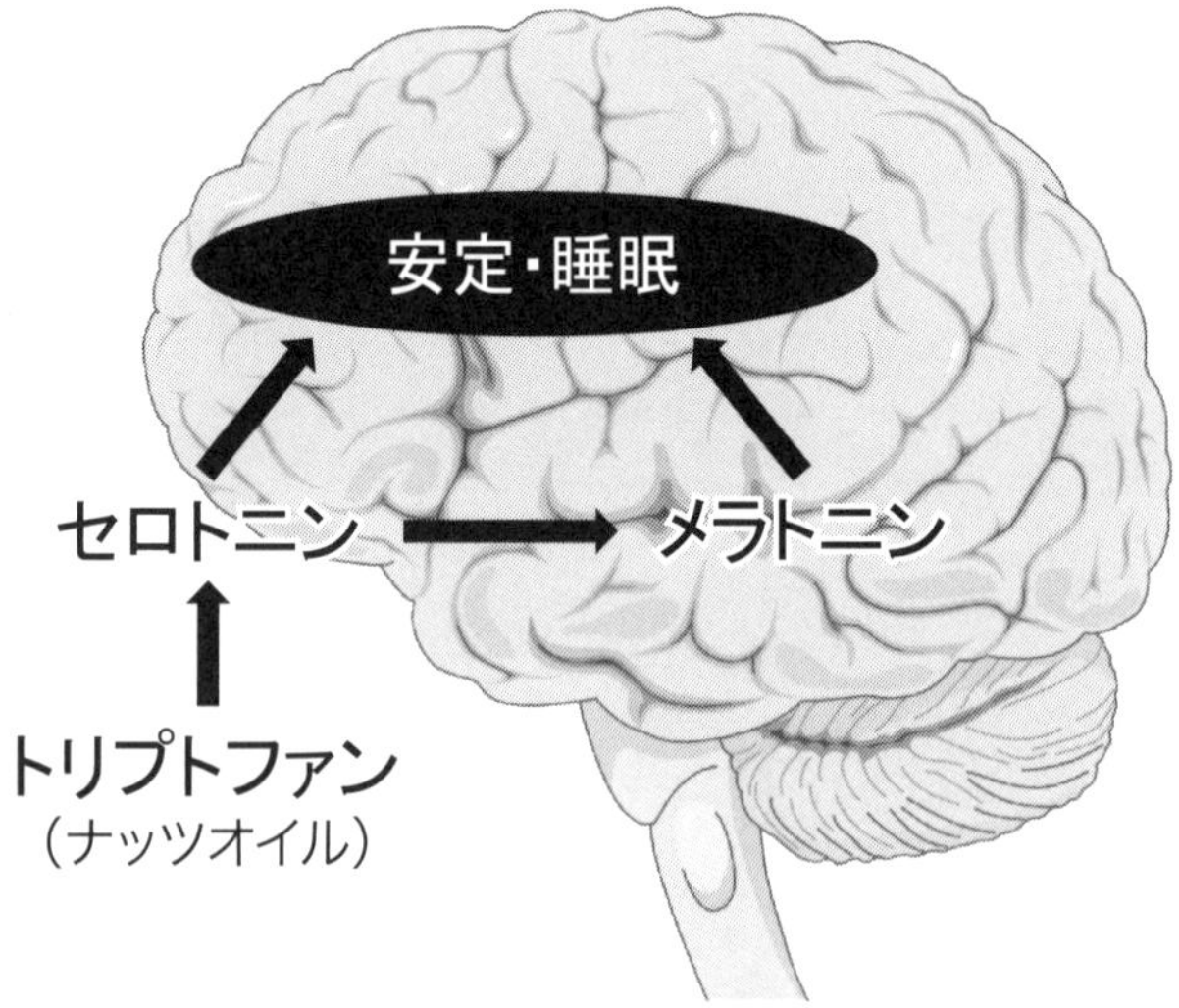

ナッツオイルの睡眠誘発作用

優しく作用する天然の睡眠薬だといったのは、こういうわけなのです。

❷ ナッツオイルで脳機能も向上

脳によいオイルといえば魚油、というイメージは強いと思いますが、じつはナッツオイルにも、脳機能を高め、認知症やうつ病を予防、改善する効果が期待できます。

総合的に見れば、ナッツオイルのほうが優秀ともいえるほどです。

これには、二つ理由があります。

まず一つめは、クルミはオメガ3、アーモンドやピスタチオはオメガ9のオイルだからです。

すでに、オメガ3とオメガ9が血管の健康増進に役立つとお話ししましたね。

じつは、脳の機能を高めるには、脳の血管を健康に保つことがなにより重要です。したがって、血管の健康増進に役立つオイルは、イコール、脳の機能向上に役立つオイルともいえるのです。

現にハーバード大学のある研究チームは、「ナッツを食べると、うつが抑制される」という実験結果を報告しています。脳血管の活性化に、ナッツに含まれるオメガ3やオメガ9が効いていることが、実験で示唆されたといいます。

さて、オメガ3やオメガ9の効果だけなら、アマニ油やエゴマ油、オリーブオイルでもいいと思われたことでしょう。そこでもう一つ、とりわけナッツオイルには脳機能向上が期待できる点があるのです。

それは、トリプトファンが多く含まれているということ。脂肪酸ではありませんから、これも「からだにうれしい不純物」といえるでしょう。

トリプトファンは、すでに述べたようにアミノ酸の一種で、活動力を生み出すドパミンや、幸福感を生み出すセロトニンなどの脳内物質の原料になります。

認知症やうつ病は、総じて脳がエネルギー不足になったり、脳内物質の分泌状態が悪くなったり狂ったりすることで生じる病気です。

しかし、仮にドパミンやセロトニンを錠剤にすることが可能だとして、それを飲んでも効果は出ません。

前にもお話ししたように、脳にはＢＢＢ（ブラッド・ブレイン・バリア）という厳しい「関門」があり、脳内物質そのものの形では脳に達することができないからです。

だから、それらの原料となる成分、トリプトファンを摂ることで、認知症やうつ病の予防や改善が期待できるというわけです。

また、脳内物質の分泌が正常化すると気持ちが安定するため、先ほど説明した安眠効果も後押ししてくれるといえます。

もっとも、トリプトファンはタンパク質を摂ると自然と補えるので、その効果もナッツオイルに限ったことではありません。

ただ、年を取るほど食が細くなり、肉や魚、卵をふんだんに食べることが難しくなっていくものですよね。ナッツオイルは、一日あたり小さじ半杯程度で十分なので、たくさん食べられない壮年から高齢の方にとっては、より負担なくトリプトファンが摂れる食品といえるでしょう。

しかも、肉や魚、卵ではトリプトファンは補えても、血管を健康にしてくれるオメガ3やオメガ9は補えません。このように総合的に見た場合、もっとも脳機能向上効果の期待できるのは、ナッツオイルといえるのです。

❸ ナッツオイルの「からだにうれしい不純物」とは？

トリプトファン以外にも、ナッツオイルには、からだにうれしい不純物が含まれています。

たとえば、ナッツには全般にビタミンEも豊富に含まれています。

ビタミンEは強い抗酸化力をもっており、細胞膜や脂肪の酸化を防ぐため、老化抑制ビタミン、若返りビタミンなどと呼ばれています。

しかし、ビタミンEの多い野菜やビタミンEのサプリを摂っても、効率的にからだに吸収されません。なぜなら、ビタミンEは油に溶ける性質のある脂溶性ビタミンであり、効率的にからだに吸収されるには油が必要なのです。

その点、ナッツは約半分がオイルなので、自然にビタミンEと油を一緒に摂れるというわけです。

脂溶性ビタミンであると同時に抗酸化力が高いため、ビタミンEはよく市販のオイルに酸化防止剤として添加されています。

したがって、ナッツオイル特有の成分とはいえないのですが、ナッツオイルで天然のビタミンEも自然と摂れるということは、ぜひ付記しておきたいと思います。

また、ナッツのなかでもアーモンドオイルやクルミオイルだと、薄皮に含まれるポリフェノールも一緒に摂ることができます。

アーモンドオイルは香ばしい香りが特徴なのですが、その元はアーモンドの薄皮です。薄皮を剥くのは大変なので、たいていのアーモンドオイルは皮ごと圧搾されています。だから「不純物」として残ってしまうわけですが、じつはこの薄皮に、ポリフェノールが豊富に含まれているのです。

赤ワインの健康効果が謳われる要因にもなったポリフェノールは、植物に含まれる化学物質、フィトケミカルの一種であり、高い抗酸化作用があります。

アーモンドには、ビタミンEに加えてもう一つ、老化防止、若返りに効果のある成分が含まれているわけです。

以前、アメリカのアーモンド農家を訪問した際、農家の方が、老若男女を問わず、みなツヤツヤとした美しい肌をしていることに、私はたいへん驚きました。

まだ実証できるレベルのデータを得てはいないのですが、おそらく毎日、アーモンドを食べているからなのでしょう。

❹ ナッツオイルの摂取量

健康効果の高いオメガ3やオメガ9と一緒に、トリプトファンやポリフェノールなどのからだにうれしい不純物も摂れるのが、ナッツオイルのいいところです。

今までは、あまりナッツオイルに馴染みがなかったかもしれませんが、これを機に、ぜひ取り入れてみていただきたいと思います。

そこで一日の摂取量の目安もお伝えしておきましょう。

といっても、ナッツオイルにはさまざまな有効成分が含まれており、そこがナッツオイル最大のメリットでもあるため、成分を一つだけ取り上げて摂取量を導き出すのは困難です。

たとえば、アーモンドオイルだけで、政府のオメガ3の推奨摂取量を満たそうとすると、明らかにカロリーオーバーとなってしまうのです。

というわけで、ここでは、アーモンドに関しておこなわれている治験を基準にしたいと思います。

アルツハイマー型認知症に対するアーモンドの効果を検証しているある治験では、アーモンドの効果が出る最低数を10粒としています。

アーモンド1粒は約1グラムで、そのうち約50パーセントがオイルなので、アーモンド10粒だと5グラムのオイルを摂っていることになります。

したがって、アーモンドの健康効果を得るには、アーモンドの粒にして10粒、オイルで摂る場合は5グラム、つまり小さじ1杯ほどを適量と考えるといいでしょう。

ごま油

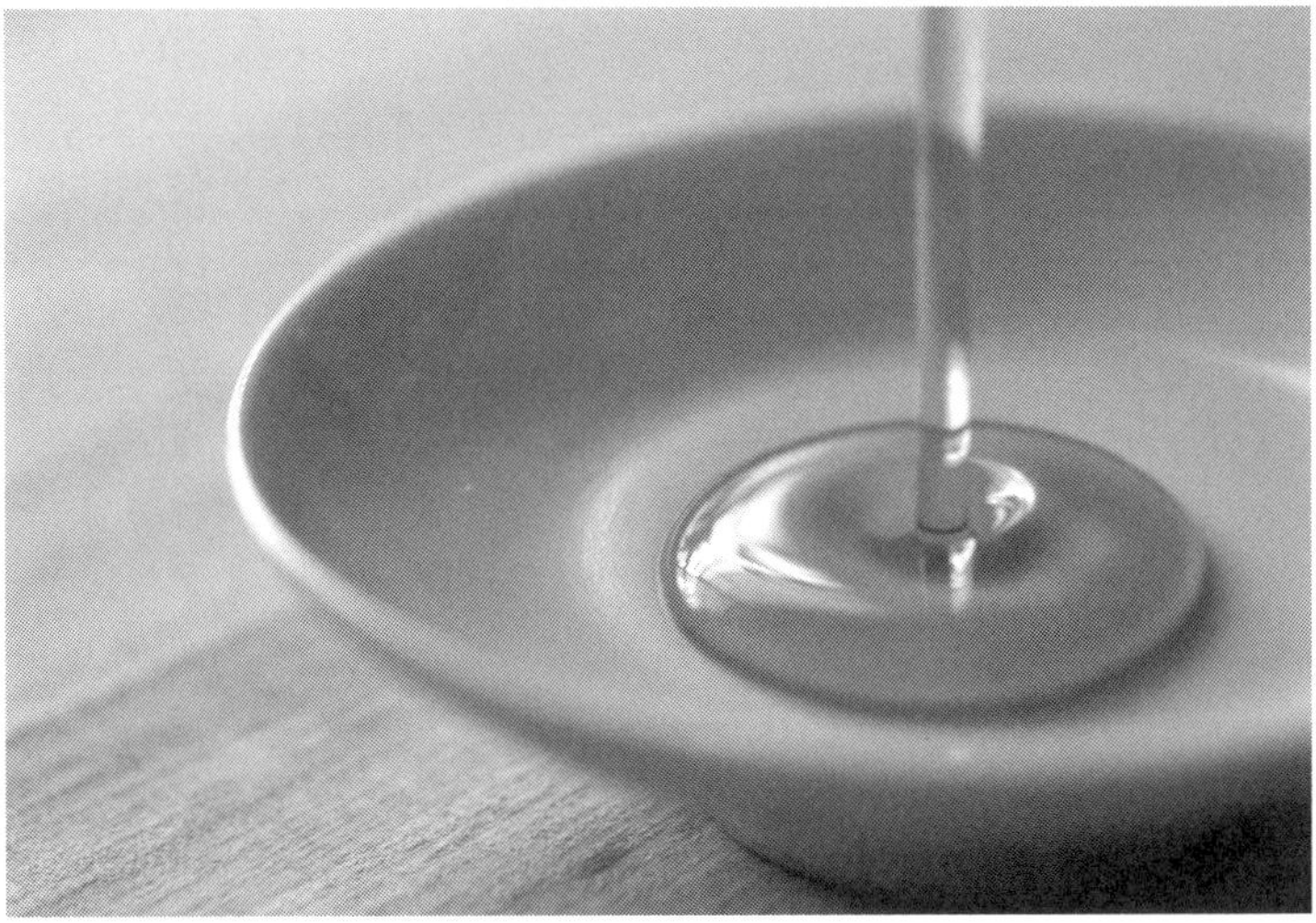

❶ 「肝臓」が健康なからだは病気知らず

「ごま油は二日酔いに効く」とよくいわれますが、それは、ごま油に含まれる成分に、肝臓を保護する作用があるからです。

ごま油の効能もまた、「からだにうれしい不純物」のなせる業《わざ》といえるでしょう。

肝臓は、いわずと知れた解毒器官であり、アルコール以外にも、じつにさまざまな物質を代謝しています。

代謝《たいしゃ》とは、外から取り入れた物質を解毒したり、体内で有効活用できる形にしたりすることですから、肝臓の不調は全身の不調につながります。

これほど大事な器官であるにもかかわらず、肝臓は、不調があっても感じにくい「沈黙の臓器」としても知られていますね。自覚症状があらわれたときにはすでに手遅れ――こんなことにならないためにも、日ごろから肝臓をケアしたいものです。

肝臓によいごま油の成分とは、ゴマリグナンです。ゴマリグナンにはいくつか種類があり、サプリなどにもなっていて有名なセサミンもその一種です。

では、ゴマリグナンが、どのように肝臓を守ってくれるのか。それを説明する前に、少し肝臓のはたらきについて説明しておきましょう。


肝臓の解毒は、次の三つの方法でおこなわれます。

一つは、活性酸素による解毒です。ひとことでいえば、とても攻撃性の高い活性酸素によって「敵」を酸化させ、壊してしまうという方法です。硬い鉄の棒も、たくさんサビがつくと折れやすくなりますよね。活性酸素による解毒とは、いわば敵をサビサビにして壊してしまうということです。

二つめの方法は、酵素で敵を分解するというものです。よく、お酒に強い人はアルコール分解酵素が多い、などといわれますね。肝臓ではさまざまな種類の酵素が合成され、解毒すべき敵ごとに使い分けられているのです。

三つめの方法は、「包合体《ほうごうたい》」というものをつくって胆汁《たんじゅう》の中へ排泄する、という方法です。詳しい説明は省きますが、活性酸素では太刀打ちできないような、少し大きめな敵をぐるぐる巻きにして捨ててしまうイメージです。

肝臓のはたらきは細かく見るととても複雑で、少し調べたくらいではなかなか把握しにくいのですが、つまるところ、これらの三つの方法で解毒している臓器と理解してかまいません。肝臓は、そうやって絶えずからだを浄化してくれているのです。

私たちのからだは、さまざまな臓器の協働によって保たれています。なかでも、解毒を担う肝臓は、大切にするほど健康度は上がるといっていいでしょう。

❷ なぜ、ごま油は肝臓にいいのか

さて、ここで改めて、ごま油の効能の話に戻りましょう。

ごま油に含まれているゴマリグナンは、強い抗酸化物質です。

先ほど、もっとも手軽な解毒方法は、活性酸素で敵をサビつかせ、壊してしまう方法だといいました。肝臓では、まさに手当たり次第といってもいいくらい、外敵が侵入するたびに活性酸素が大量発生します。活性酸素は、紫外線などの外的要因だけでなく、からだの中にある酵素などの内的要因でもつくられます。

そうなると、肝臓みずからも、活性酸素の攻撃にさらされることになります。

そこで、こんどは活性酸素を分解する酵素が登場するのですが、敵が多く、活性酸素が過剰発生した状態だと、その分解酵素が足りなくなってしまいます。

敵が多い状態とは、具体的にいえばアルコールの大量摂取や喫煙など――これらが悪弊といわれるのは、肝臓がはたらきづめになるうえ、活性酸素の大量発生によって肝臓の細胞にまで「サビ」が及んでしまうからなのです。

ごま油が二日酔いに効く、という理由もまた、この活性酸素と関係しています。

強い抗酸化作用をもつゴマリグナンが、活性酸素が大量発生した肝臓を保護してくれるのです。

抗酸化作用のある物質はほかにもありますが、たとえばビタミンCは水溶性です。

肝臓は脂肪分が多いので、水溶性の物質は効率よく吸収されません。肝臓の保護のためには、脂溶性の抗酸化物質を摂ることがもっとも効果的といえます。

ごま油の「不純物」であるゴマリグナンは、肝臓にとっては、活性酸素除去酵素が足りない状況でも細胞を癒してくれる、心強い助っ人みたいなものなのです。

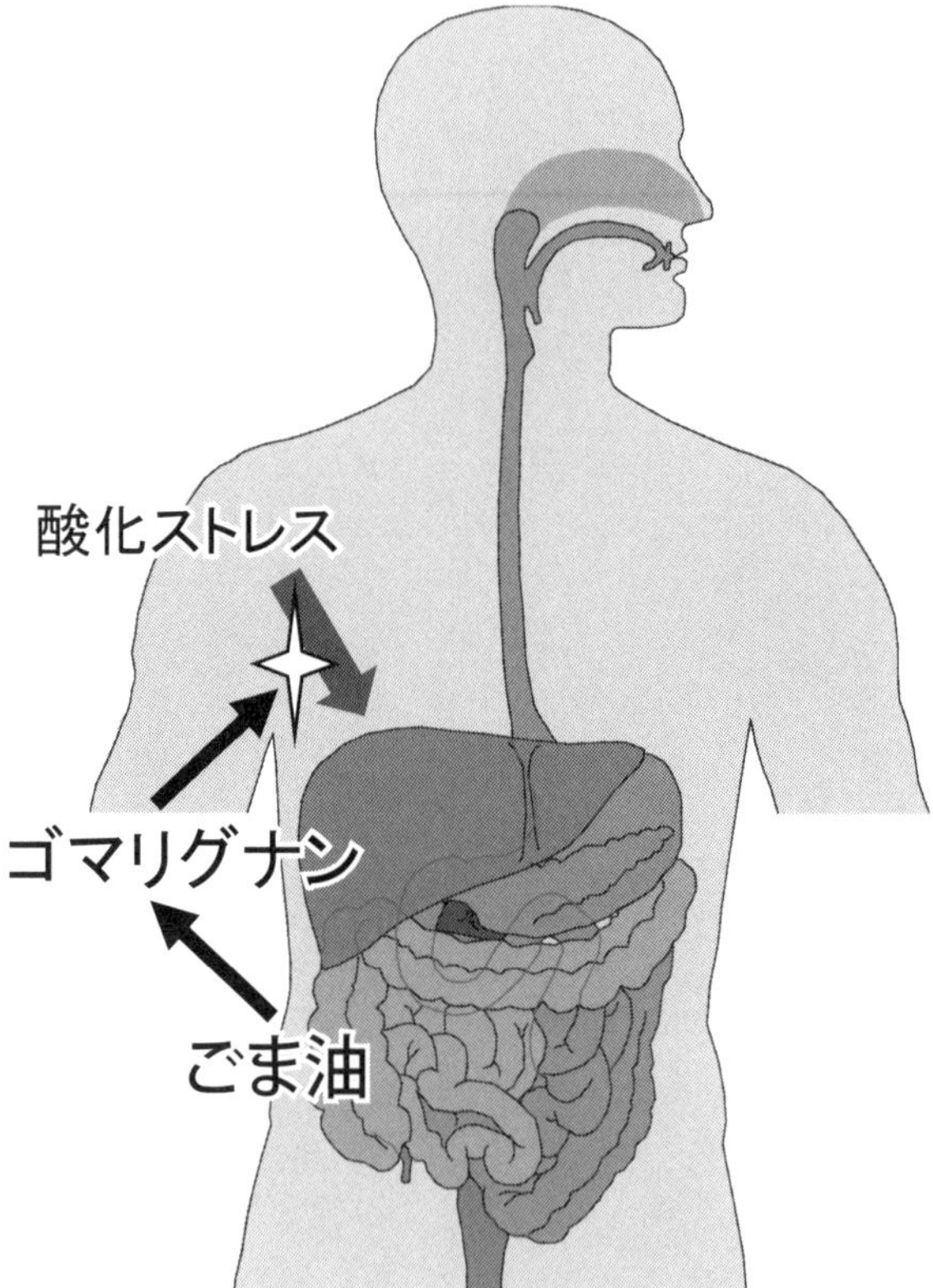

ごま油の肝臓保護

なお、二日酔いに効くと書きましたが、お酒を飲む直前に摂取してもあまり意味がありません。消化・吸収に時間がかかるからです。お酒対策のためには、日ごろから摂っておく必要があります。

❸ 「飲酒前に小さじ半分」——ごま油の活用法

ごま油の健康効果は、主として不純物によるものですが、不純物の残り方はメーカーによって異なります。また、肝機能は生活習慣や遺伝に大きく左右されるため、激しく個人差があります。

したがって、ごま油は、オメガ3のオイルのような明確な摂取量の基準を示しにくい、というのが正直なところです。

ただ、いくらからだによい不純物が含まれているといっても、過剰摂取をしては元も子もありません。オイルのカロリーの多さを考えれば、一日あたり2・5グラム——小さじ半分程度を適量としておくといいでしょう。

食事で摂るか、あるいは小さじ半分程度なら、そのまま飲むのも、それほど苦ではないはずです。

ごま油には、オメガ6とオメガ9の割合が五分五分くらいですが、ややオメガ6のほうが多めです。オメガ6は分子構造が2カ所で折れ曲がっているため、アマニ油やエゴマ油ほどではないものの、劣化には気をつけてください。

高温調理は避け、できれば生で摂りたいものです。

中華料理では、よく最後の風味付けにごま油を回しかけますが、油の摂り方という点でも好ましい調理法といえます。

マカダミアナッツ

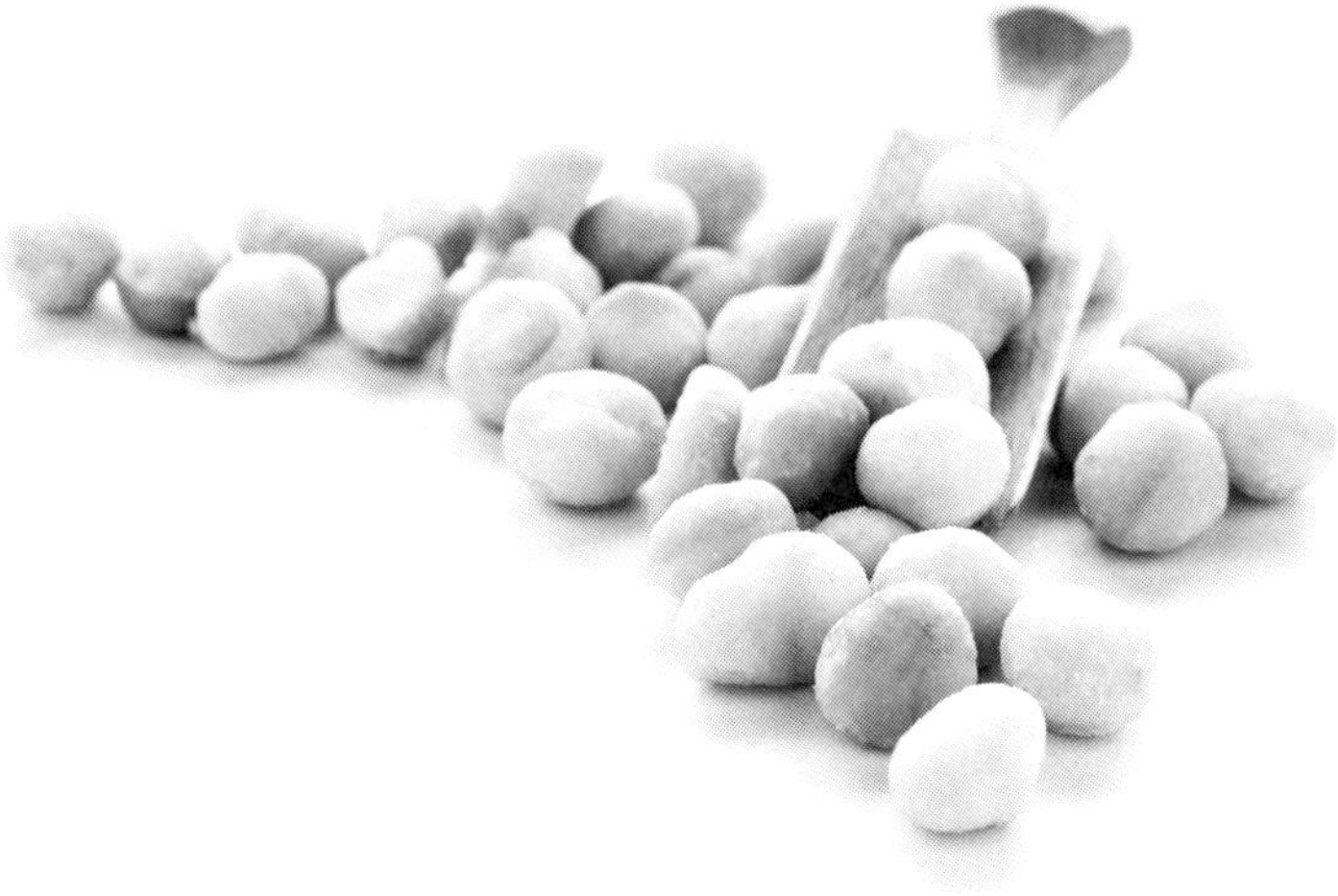

❶ 紫外線をカットし、肌を老化から守る

マカダミアナッツオイルは、外用、つまり肌や髪に塗ると、ツヤやハリといったうれしい効果が得られるオイルです。

女性なら、いつも使っている美容オイルがあるとは思いますが、よかったら一度、マカダミアナッツオイルもためしてみてください。

マカダミアナッツは、オメガ9です。これまで繰り返し触れてきたように、オメガ9は比較的劣化しにくい分子構造になっています。

体内に取り入れる場合ももちろんですが、肌に直接塗る場合も、劣化したオイルは極力避けたいものです。

劣化とは、すなわち酸化であり、シワやシミなど、肌の老化に直結します。また、肌に塗るのは食用よりも少しずつですから、とりわけ外用する場合は、劣化しやすいオイルは避けたほうがいいともいえるでしょう。

その点、オメガ9のマカダミアナッツオイルは長期間保存に向いており、安心して使いつづけることができます。

また、ナッツオイル全般にいえることとして、抗酸化作用のあるビタミンEも多く含まれています。

抗酸化物質は、細胞をサビから守ってくれるものだということはすでに説明しましたが、皮膚に塗った場合の最大のメリットは、紫外線対策です。

肌はつねに紫外線にさらされています。紫外線が当たると、肌ではメラニンが生成してシミになる……女性なら誰もが聞いたことのある話ではないでしょうか。美しい肌を保つためには、紫外線の害はなるべく避けたいものですね。

紫外線とは光線の一種、もっといえば電磁波の一つです。

ごく簡単に説明しますが、紫外線が肌に当たると、肌の上で紫外線の水や酸素へのエネルギー変換が起こります。すると、フリーラジカルという有害物質が発生し、シミやシワといった肌の老化現象をもたらすのです。

この一連の現象を避けるには、紫外線が直接肌にぶつかるのを防ぐことがもっとも効果的です。

　マカダミアナッツオイルは、肌の上に油の層のクッションをつくることで、紫外線の肌への衝突を和らげてくれます。となれば、肌の上で起こる紫外線のエネルギー交換は少なくなり、フリーラジカルの発生も抑えられ、肌を老化から守ることができる、というわけです。

　こうした紫外線防御のしくみを、チタンやニッケルなどの金属を加えることでより強化したのが、市販の日焼け止めです。したがって、市販品のほうがたしかに効果は高いのですが、なるべく天然のものを使ったほうが、肌への負担は低くなります。

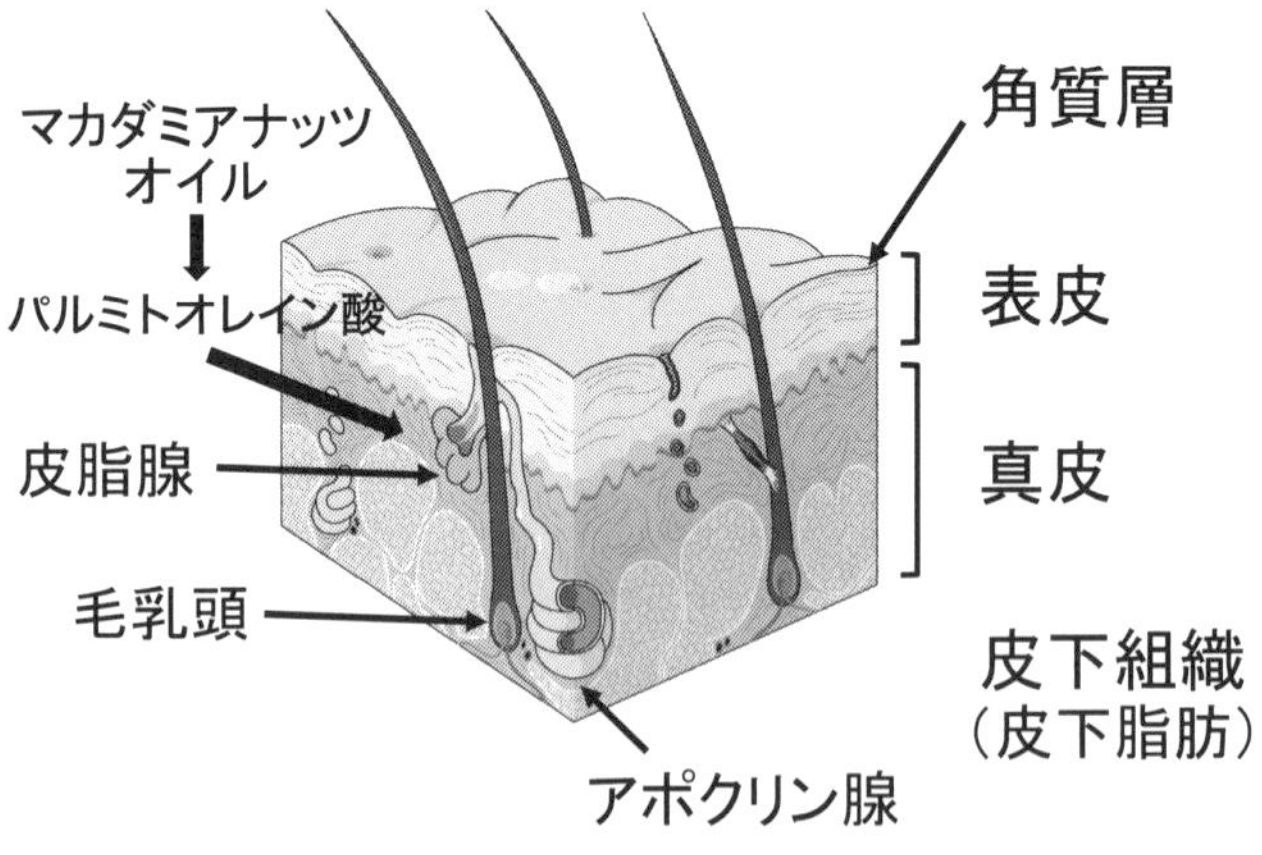

マカダミアナッツオイルの肌への影響

マカダミアナッツオイル程度の防御力では、たとえば真夏の強い紫外線までは防ぐことができません。

ただ、外出しない日や紫外線の弱い時期には、ふだん使っている日焼け止めをマカダミアナッツオイルに替えてみるのも一つの手です。市販の日焼け止めを使う量をゼロにはできなくても、使用量はぐんと減らせるはずです。

肌の上に油の層をつくるといっても、ベタベタに塗らなくてはいけないわけではありません。少量を手に取って肌にまんべんなく塗り、ベタつく感じがする場合はコットンや油とり紙で拭き取ってもかまいません。

すると、むしろオイルを塗っている実感がないくらいになると思いますが、それでも、肌の上にはきちんと油の層がつくられています。

❷ 皮脂に近い「パルミトオレイン酸」をたくさん摂れるのはマカダミアナッツだけ

分子構造が比較的安定しているオメガ9と、抗酸化力の強いビタミンE。

これだけの理由ならば、ほかのオイルでもよさそうなものですね。現に同じくオメガ9のオリーブオイルは外用としても長い歴史がありますし、大半のナッツオイルにはビタミンEが含まれています。

そのなかでも、とくにマカダミアナッツをおすすめする理由——それは、オメガ9脂肪酸の一種であるパルミトオレイン酸が、マカダミアナッツには20パーセントほど含まれており、ほかのオイルにはほとんど含まれていないからです。ヘーゼルナッツオイルにも含まれますが、ほとんど市販されていません。

パルミトオレイン酸は、皮脂の材料になる脂肪酸です。

皮脂は多すぎるとニキビなどのトラブルにつながりますが、少なすぎると肌のバリア機能が低下し、紫外線などの害も受けやすくなります。さらには肌のハリやツヤが失われ、一気に老けた印象になってしまいます。

こうした老化現象を招くのは、パルミトオレイン酸の分泌が、年齢とともにどんどん低下していくからです。そこで、内側からは補給しにくくなっているパルミトオレイン酸を外から補ってくれるもの――それがマカダミアナッツオイルなのです。

といっても、マカダミアナッツオイルを塗るほど肌が若返るというほど、話はうまくできていません。

年齢とともにパルミトオレイン酸の分泌が減ると同時に、肌の構成が変わり、パルミトオレイン酸を利用しにくくなってしまうからです。つまり、年とともに徐々に肌が衰えていくのは、仕方のないことなのです。

身《み》も蓋《ふた》もないことをいってしまったかもしれませんが、それでもなお、何もしないよりははるかにいいはずです。できれば肌の衰えが目に見えはじめる前に、マカダミアナッツオイルを毎日の肌ケアに取り入れていくといいでしょう。

精油

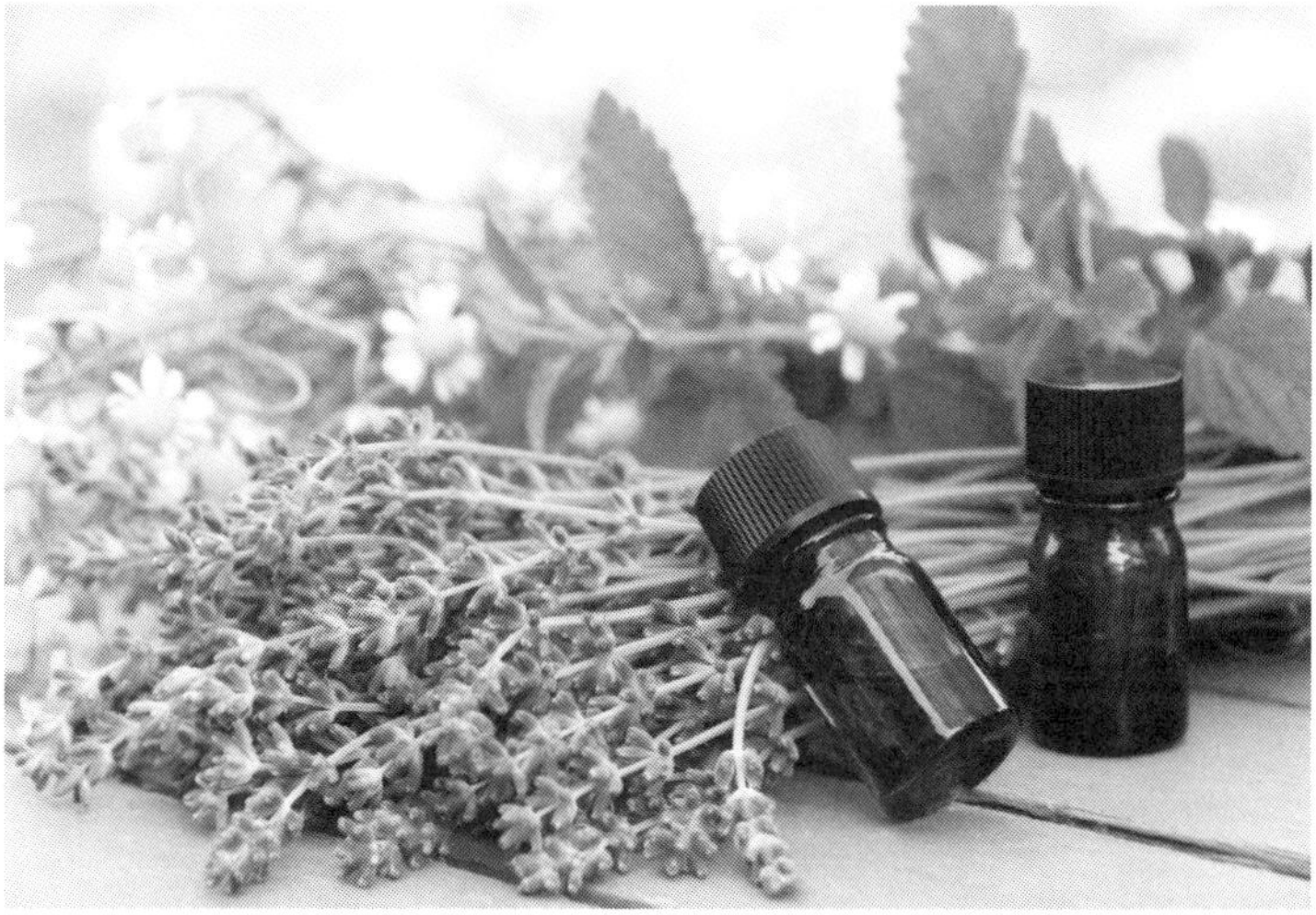

❶ 精油とは？

精油《せいゆ》とは、アロマテラピーで使われるエッセンシャルオイルのことです。

用途としては、アロマポットで焚《た》いたり、マッサージオイルとして使用したりしますが、いずれにせよ、オイルにつけられた「香り」に脳をリラックスさせる効果があるとされています。

したがって、精油の健康効果とは、今まで話してきたオメガ3やオメガ9といった話とはだいぶ経路がちがうと考えてください。オイルそのものの成分はほぼ関係なく、オイルに人工的に添加されたものがポイントとなるからです。

そもそも、精油とはどのようにつくられるか、ご存知でしょうか。

ローズマリーやカモミールといった植物に圧力をかけ、香りを蒸気で抽出します。それを冷やし、液体化したものをオイルに溶かすと、それぞれの香りの精油ができあがります。

なぜオイルに溶かすかというと、一つは、オイルは沸点が低いため、香りが揮発しやすいからです。アロマポットで精油を焚くとすぐに香りが広がるのは、オイルと一緒に香りが揮発しているからなのです。

また、マッサージに限っていえば、肌との摩擦を減らし、サラサラした触感にするという目的もあります。

植物から抽出された香りは、たいていは菜種油や米油、オリーブオイルなど植物油に溶かされます。

いずれも分子構造が1カ所だけ折れ曲がっているオメガ9のオイルです。これらは、サラサラした触感に加え、比較的長期保存に向いているという意味でも、直接肌に触れるオイルとして適している、といえるでしょう。

❷ 心地いい環境で使うのが一番

精油の効果に関しては、すでに多くの研究報告があります。

ただし、精油の効果は、香りによるものだけではありません。というのも、精油は、砂漠のようなカラカラに乾いた環境で使用しても、効果がほとんどあらわれないからです。

生理学や薬理学では、過酷な状況下でも通常の状況下でも同じように効果をもたらすものを「本当に効果のあるもの」と認めます。したがって、過酷状況下では効果があらわれない精油については、学理上は、「香り」そのものだけでは効果がない、という結論になるのです。

たしかに、アロマオイルを焚いたり、マッサージに精油を使ったりするときは、もとから身体的に負担のない状況であることが当たり前です。

たとえば、心地よい温度と湿度に設定され、ゆったりした音楽が流れる薄暗い部屋でマッサージされる——このように温度、湿度、聴覚、触覚などとの「合わせ技」で発揮されるのが、精油の効果というわけです。

もちろん、アロマテラピーは伝統ある療法であり、香り単独のものではないとしても、その効果はけっしてあなどれません。

なかでも鎮静効果があるとされているのは、ラベンダー、スイートマジョラム、ローズウッド、フランキンセンス、イランイランなどの精油です。

数ある精油から好きなものを選んでもいいのですが、ぜひ以上の情報も参考にしつつ、心身のケアに精油を取り入れてみてください。

石鹸

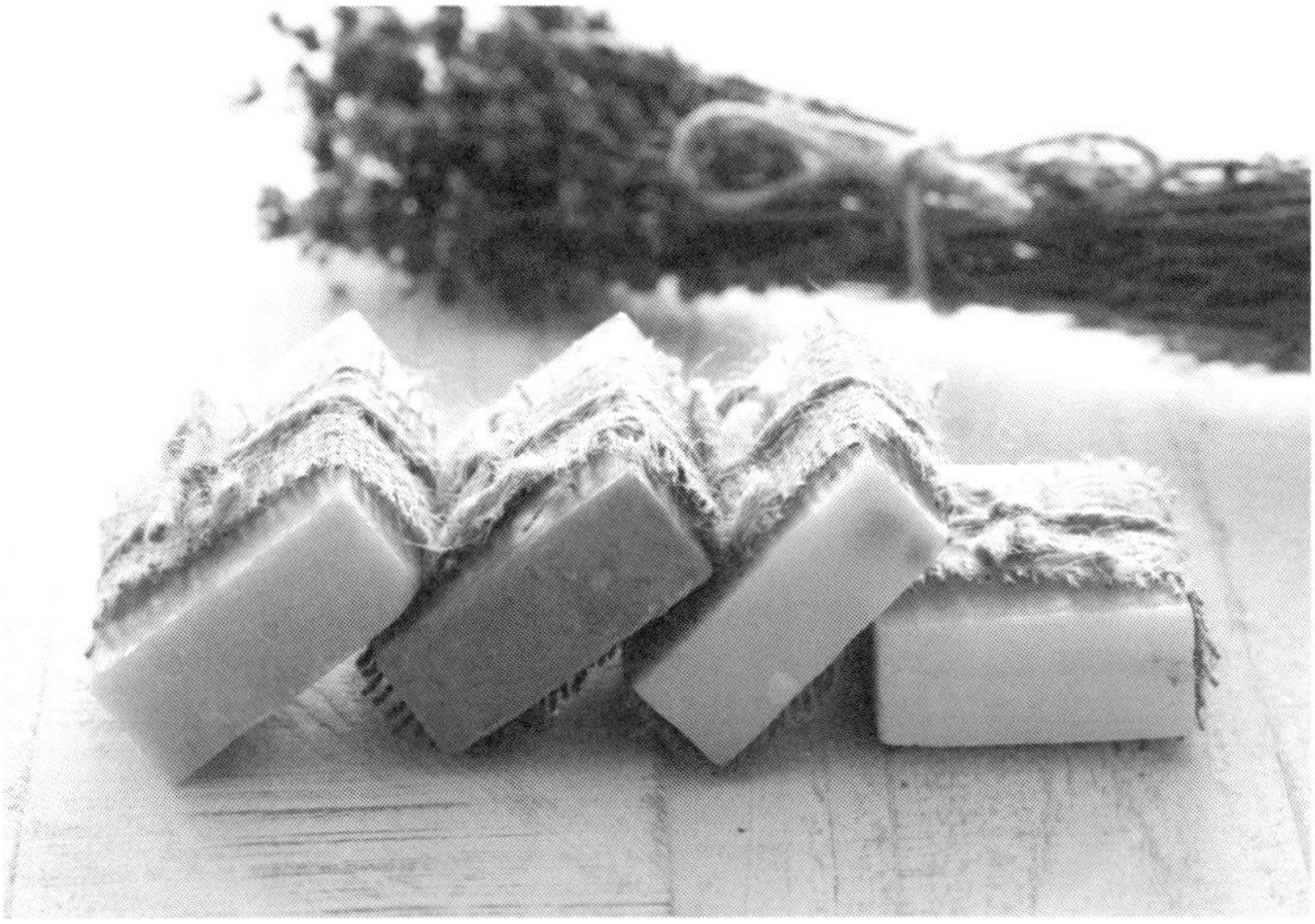

❶ 自家製石鹸のつくり方

石鹸《せっけん》は、簡単にいえば、油とグリセリンをアルカリ性にして固めたものです。食用ではありませんが、石鹸も「オイル」の一種といえるでしょう。

構造はとてもシンプルなので、石鹸は簡単に自家製することもできます。

私がよく自家製している石鹸のつくり方を、いくつか紹介しておきましょう。

なお、石鹸を自家用としてつくる分には自由なのですが、業者として認定されていない人が販売することは医薬品医療機器等法で禁じられています。

石鹸の歴史をみてみると、「石鹸は脂肪と木灰と石灰でつくられ、なかでも山羊の脂肪とブナの灰でつくったものが最上である」と古代ローマの学者、プリニウスは、著作『博物誌』のなかで書いています。神に供える羊の焼き汁と木の灰が土にしみこんで自然に石鹸ができ、汚れを落とす不思議な石として、人々に珍重されたといわれています。石鹸の材料は「油と水と灰」だったのです。

原始的な石鹸がつくられるようになったのは、1世紀ごろになってからですが、8世紀ごろにはシャボン焚き職人（ソーパー）があらわれ、13～15世紀になると地中海沿岸の最良の油脂資源オリーブオイルと原料のソーダ分として地中海の海藻を中心に石鹸技術が、イタリア、スペイン、フランスのマルセイユ地方に広まっていきました。

今では私たちは、灰の代わりに、薬局で手に入る苛性《かせい》ソーダを水に溶かしたアルカリ水で石鹸をつくります。

苛性ソーダは食塩を電気分解してできたもの。灰汁が果たしてきたアルカリ液の役割を、もっと正確に、そして手軽に担ってくれます。おかげで、使う油の性質に合わせてその量を微妙に調節し、石鹸のデリケートな使い心地のちがいまで、思いのままにつくり分けることができるようになりました。

《マルセイユ石鹸》

（1）精製水、水酸化ナトリウム（苛性ソーダ）を計量する。苛性ソーダに精製水を加えて溶解させ（高温になるので注意）、これを55℃に冷ます。

(2) 各種オイルを計量して合わせて、湯煎にかけて55℃に温める。
(3) オイルと苛性ソーダ水が55℃前後になったら、オイルの中に苛性ソーダ水を投入しながら泡だて器でよく混ぜる。粘り（トレース＝鹸化が90％以上進んだ状態）が出るまで攪拌《かくはん》を続ける（ブレンダーを使用）。
(4) エッセンシャルオイルを適量（数滴）加えてよく混ぜる。
(5) 用意しておいた型に、トレース生地を流し込む。
(6) 密封し、タオルで巻いて保温し、静置します。

《マカダミアナッツオイル石鹸》

(1) 精製水、水酸化ナトリウム（苛性ソーダ）を計量する。苛性ソーダに精製水を加えて溶解させ（高温になるので注意）、これを55℃に冷ます。
(2) 各種オイルを計量して合わせて、湯煎にかけて55℃に温める。
(3) オイルと苛性ソーダ水が55℃前後になったら、オイルの中に苛性ソーダ水を投入しながら泡だて器でよく混ぜる。トレースが出るまで攪拌を続ける（ブレンダーを使用）。
(4) マカダミアナッツオイルを加えてよく混ぜる。

(5)用意しておいた型に、トレース生地を流し込む。
(6)密閉し、保温する。
(7)24~36時間後、型から取り出してカットし、一カ月間熟成させてから使用する。

《アボカドオイル石鹸》

(1)精製水、水酸化ナトリウム(苛性ソーダ)を計量する。苛性ソーダに精製水を加えて溶解させ(高温になるので注意)、これを55℃に冷ます。
(2)各種オイルを計量して合わせて、湯煎にかけて55℃に温める。
(3)オイルと苛性ソーダ水が55℃前後になったら、オイルの中に苛性ソーダ水を投入しながら泡だて器でよく混ぜる。トレースが出るまで攪拌を続ける(ブレンダーを使用)。
(4)アボカドオイルを加えてよく混ぜる。
(5)用意しておいた型に、トレース生地を流し込む。
(6)密閉し、保温する。
(7)24~36時間後、型から取り出してカットし、一カ月間熟成させてから使用する。

(4) オイルを湯煎にかけて、45〜60℃に温める（温度はオイルの種類によって適温が異なる）。

(5) (3) と (4) を同じ温度に調整して、(4) の中に (3) を投入しながら泡だて器でよく混ぜる。

(6) トレースが出るまで撹拌を続ける（ブレンダーを使用）。

＊空気が入らないように、また飛び散らないように注意

(7) トレースが出たら型入れし、保温（24時間）する。

(8) 反応熱がなくなったらゴム手袋をして型出し、カットし、保管（風通しのよいところで）する。

（型出しは1週間後などでもかまいません）

(9) たまに上下を入れ替えながら保管する。約4週間後に使用可能になる。

（注）・ボールなどに残ったトレース生地は、古新聞などで拭って燃えるごみで処分し、使用した器具はなるべく食酢などで中和したのち、大量の水で洗い流してください。

・苛性ソーダは強アルカリ、劇薬です。作業中はマスク、ゴーグル、長そで＋ゴム手袋をして肌を露出させないようにしてください。

・この工程が終了するまで、石鹸に触れるときはゴム手袋を着用してください（アルカリが強いため）。

自家製石鹸レシピ

（1）自分のレシピを考える

①使用するオイルを決める。

②精製水を決める（オイルの総量の30～40％）

＊気温・湿度により調整する

③苛性ソーダ（水酸化ナトリウム）の量を計算する。たとえば、

・オリーブオイル量×185（鹸化価）×0.713÷1000＝A（g）

・ココナッツオイル量×255（鹸化価）×0.713÷1000＝B（g）

・ホホバオイル量×95（鹸化価）×0.713÷1000＝C（g）

④ディスカウントする。

これはお好みです。水酸化ナトリウムの量を減らすことで、オイルのすべてが鹸化されずに石鹸の中にオイルが残ります。これにより、オイル感の強い石鹸になります。たとえば、鹸化率90％の場合は、（A＋B＋C）×0.9＝使用する水酸化ナトリウムの量（g）

⑤オプションを決める（色、エッセンシャルオイル、スーパーファット、ハーブなど）。

（2）原料を計量する。

（3）苛性ソーダに精製水を加え、撹拌してすべて溶解させ、水煎で45～60℃まで冷ます。

❷ 市販の石鹸より自家製石鹸のほうがいい理由

私が自家製石鹸をおすすめする理由は、簡単につくれるからだけではありません。最大の理由は、市販の石鹸よりも、自家製石鹸のほうが安心して使えるからです。

少し脅かすようなことをいってしまいましたが、質的にはもちろん、価格的に見ても、自家製石鹸のほうがメリットは多いと思います。

まず、市販の石鹸には、たとえ高価なものでも、原料的にみると怪しいといわざるをえないところがあります。

実際にあるメーカーの工場を見学した際には、大量に仕入れたパーム油や、石鹸原料として仕入れた石油を使っていました。

その生産ラインでつくられていた石鹸は、一つ数千円で売られている高級石鹸でしたが、原料をみるかぎり、良質な素材を使うどころか、できるだけ原価が抑えられているようにしか見えません。

そこで、「この石鹸は、いったい何がいいんですか」と率直に聞いてみたら、「とてもいい香料を使っています」という返事でした。裏を返せば、おそらく香料以外はいいところがない、ということですね。

廉価なパーム油や石油を使うのは、もちろん、そのほうが安く大量に石鹸をつくることができるからです。いくらよい香料を使っていたとしても、もっとも基本となる原料が低質では、石鹸の品質としてはやはり問題があると見るべきでしょう。

こうした事実を知ってしまうと、たとえお得用パックのものでも、お金を出して既製品を入手することが少し馬鹿馬鹿しく思えてきてしまいませんか?

一方、自家製の石鹸なら、当然、自分の目で原料を見ています。みずから低質な原料を使うことはありませんし、香料や色素などの添加物を嫌うのであれば、自分が加えなければいいだけのこと——これ以上の「安心」はありません。

それに、食用として何気なく市販されているオイルでも、先ほど触れた工場で使われていたような原料と比べれば、はるかに良質といえます。自家製石鹸をつくるために、わざわざ高級なオイルを調達することもないのです。

このように、自家製石鹸は第一に、安心かつ安価。と同時に、自家製石鹸をつくったほうが、からだにも環境にもやさしいといえます。

前に、高温調理したオイルを使いまわすのは、健康上、あまりよくないといいました。

そこで調理に使ったオイルで自家製石鹸をつくれば、酸化が進んだオイルを使いまわすことも、あるいは丸々捨てる必要もありません。

数日間、オイルに備長炭を浸して浄化すれば、調理後についた色も匂いも消え、立派に石鹸の原料になります。家庭の廃油を、洗顔用や浴用の石鹸にするのは抵抗があるかもしれませんが、食器洗い用であれば抵抗なく使えるのではないでしょうか。

コラム

意外と古い、日本人とオイルの歴史

ヘルシーなイメージのある和食では、オイルを使う料理は少ないように見えて、じつはそうでもありません。たとえば、長い歴史のある精進《しょうじん》料理や卓袱《しっぽく》料理でも、揚げ物は定番料理の一つですね。

これらも物語っているように、日本人とオイルの歴史は意外と古く、奈良時代から平安時代には、すでに素材に米粉の衣をつけてオイルで揚げるという調理法が確立していました。

さらに歴史をたどれば、縄文時代にまで遡ります。縄文時代の後期には、すでに中国か朝鮮半島からごまやエゴマが伝来しており、ごまやエゴマの栽培やオイルの製造がおこなわれていたようです。

その後、701年に天武天皇によって大宝律令が公布され、農業が確立されると、オイルの原料として、ごまやエゴマの栽培も本格的におこなわれるようになりました。

このころにつくられていたオイルは、もちろん食用だけではありません。電気などない時代ですから、むしろ灯りを取るための灯油として使われることが主でした。

続いて奈良時代になると、こんどは菜種《なたね》が渡来しました。

菜種は、エゴマなどよりもはるかに収穫量が多く、作付面積に対してつくれるオイルの量も格段にちがいます。そのため、ごまやエゴマの栽培は、あっという間に菜種にとって代わられました。

ちなみに、菜種の栽培には広く平面な土地が必要となるので、山間部では菜種の渡来後もエゴマの栽培が続きました。今、エゴマの産地として知られている土地に山間部が多いのは、その名残りです。

ともあれ、菜種の渡来によって、オイルは、より日本人になじみ深いものになりました。そう考えると、奈良時代から平安時代に、衣をつけてオイルで揚げる天ぷらのような調理法が確立したというのもうなずけます。

そこからぐっと歴史を下って江戸時代では、天ぷらは庶民の味でした。

家庭で食用にオイルが使われはじめるのは明治時代に入って以降のようですが、屋台で手軽につまむファストフードとして、揚げ物は、すっかり日本の一般庶民の食文化にまで定着したといえるでしょう。

第2章

そもそも「オイル」って何ですか？

❶ オイルとは？

第1章では、具体的にからだによいオイルをあげ、それぞれに期待できる健康効果についてお話ししてきました。

ここからは基礎知識編として、オイルそのものについて説明していきましょう。

これまでにもお話ししてきたように、オイルにはさまざまな種類があります。

しかし、人体で利用されるオイルの構造としてはすべて同じ――「グリセリンという物質に脂肪酸が三つくっついた形」になっています。

これを「トリグリセリド」といいます。今ま

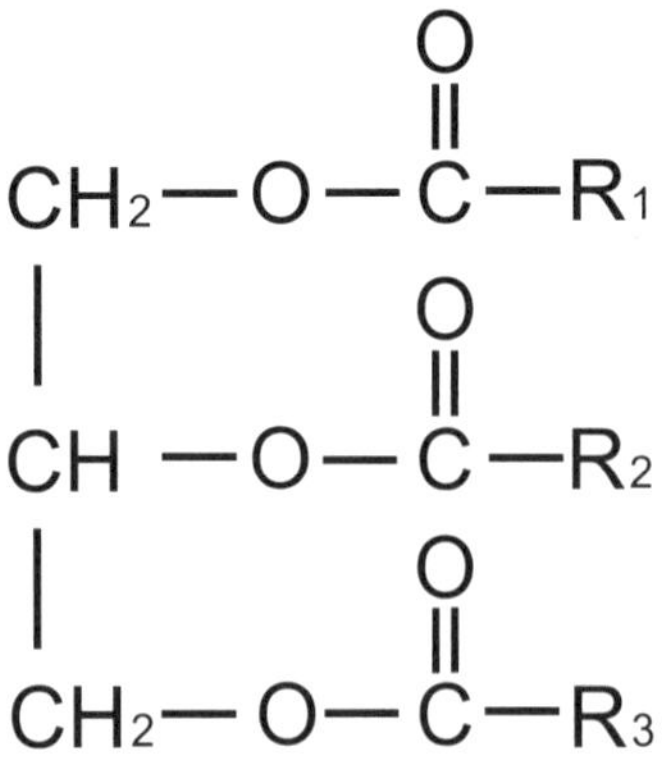

トリグリセリド

で触れてきた直鎖脂肪酸や、オメガ3やオメガ9というのは、グリセリンにくっついている脂肪酸のちがいについてお話ししていたということです。

❷ オイルの種類——飽和脂肪酸

グリセリンにくっついている脂肪酸の形によって、オイルとしての見た目も異なります。たとえば、牛肉や豚肉についている脂肪は、白く固まっていますね。常温では固形であり、高熱で熱しないと液体になりません。これは、グリセリンにくっついている脂肪酸が「真っ直ぐ」だからです。

こういう形の脂肪酸を、今までは直鎖脂肪酸と呼んできました。

脂肪酸は、一方の終点には、酸素を含むカルボキシ基、もう一方の終点には、水素と炭素からなるメチル基があり、その間は炭素と水素が鎖のように連なった形をしています。

炭素には「手」が4本あるとイメージしてください。カルボキシ基とメチル基の間に一列に並んだ炭素の手が、二つの水素と二つの炭素とつながれた状態、つまり1本1本の手がすべて別個につながれた状態になっているのが、直鎖脂肪酸です。

直鎖脂肪酸とは、分子構造が真っ直ぐであるという形に由来する呼び名ですが、軸となっている炭素の鎖がすべて水素でふさがれている＝「水素で飽和されている」という意味で、「飽和脂肪酸」とも呼ばれます。

少し専門的な話になりましたが、飽和脂肪酸を見分ける方法は簡単です。固まる物質が添加されていない

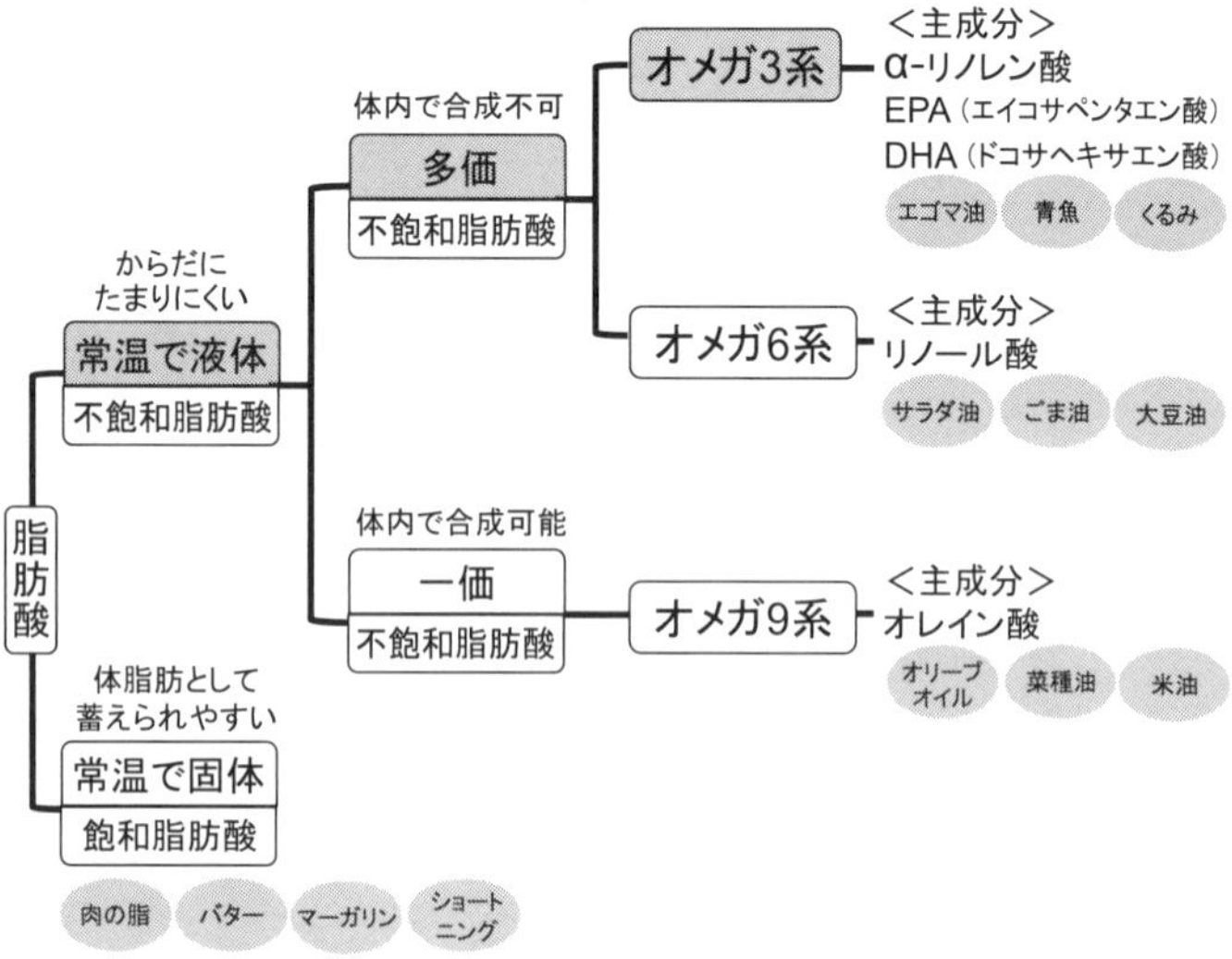

脂質の分類

かぎり、単純に、常温で白く固まっているオイルは、すべて飽和脂肪酸と考えてかまいません。
先ほどあげたように、牛や豚などの動物の脂肪や、乳脂肪であるバター、また植物性でもココナッツオイルやパーム油は飽和脂肪酸です。

❸ オイルの種類——不飽和脂肪酸

一方、ふだん料理に使っているサラダ油やごま油、オリーブオイルなどの分子構造は、どうなっているのでしょうか。なぜ、牛や豚の脂肪とはちがい、これらのオイルは常温でサラサラとした液体なのでしょう。

これらのオイルは、分子構造が折れ曲がっているという話でしたね。なぜ折れ曲がっているかというと、先ほどあげた炭素の鎖で、炭素の手が水素とつながれていない箇所があるからです。

水素とつながれていないといっても、その手には何もつながれていないわけではありません。

いわば両手を差し出すようにして、2本の手を隣の炭素とつないでいるのです。これを「二重結合」といいます。

二重結合があるところでは水素が欠けているわけですから、この脂肪酸の鎖は、先ほどの飽和脂肪酸のような均一な形ではありません。

すなわち、二重結合のある脂肪酸は、ある種、いびつな形になる――今までたびたび「分子構造が折れ曲がっている」といってきたのは、こういうわけなのです。

このように、鎖のところどころで水素が欠け、炭素が二重結合になっ

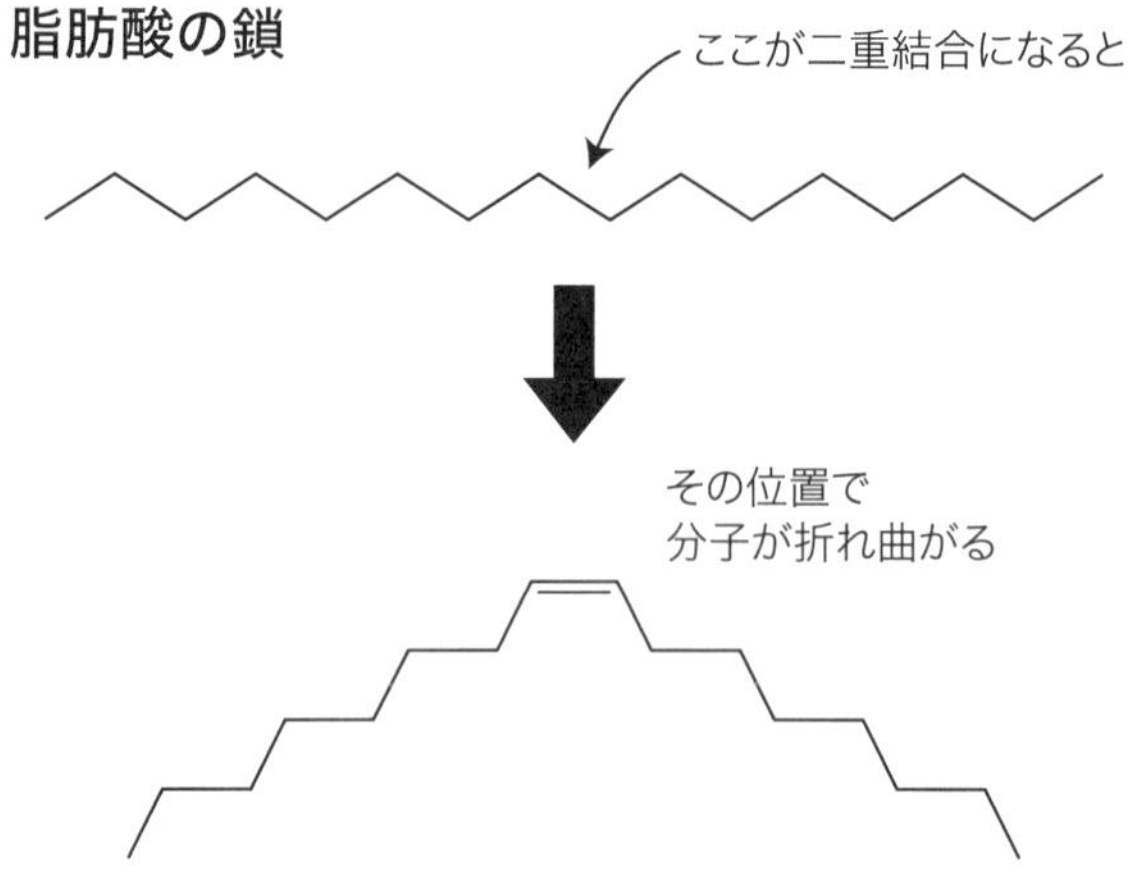

分子構造の折れ曲がり

ている脂肪酸は、先の飽和脂肪酸に対し、「水素で飽和されていない」という意味で「不飽和脂肪酸」と呼ばれます。

今までたびたび登場してきたオメガ3やオメガ6、オメガ9という分類も、この二重結合と関係しています。

これらの数字が示しているのは、メチル基から数えて何番目の炭素が水素を欠いており、二重結合になっているか、ということです。たとえばオメガ3なら、メチル基から数えて3番目の炭素が二重結合になっているという意味です。

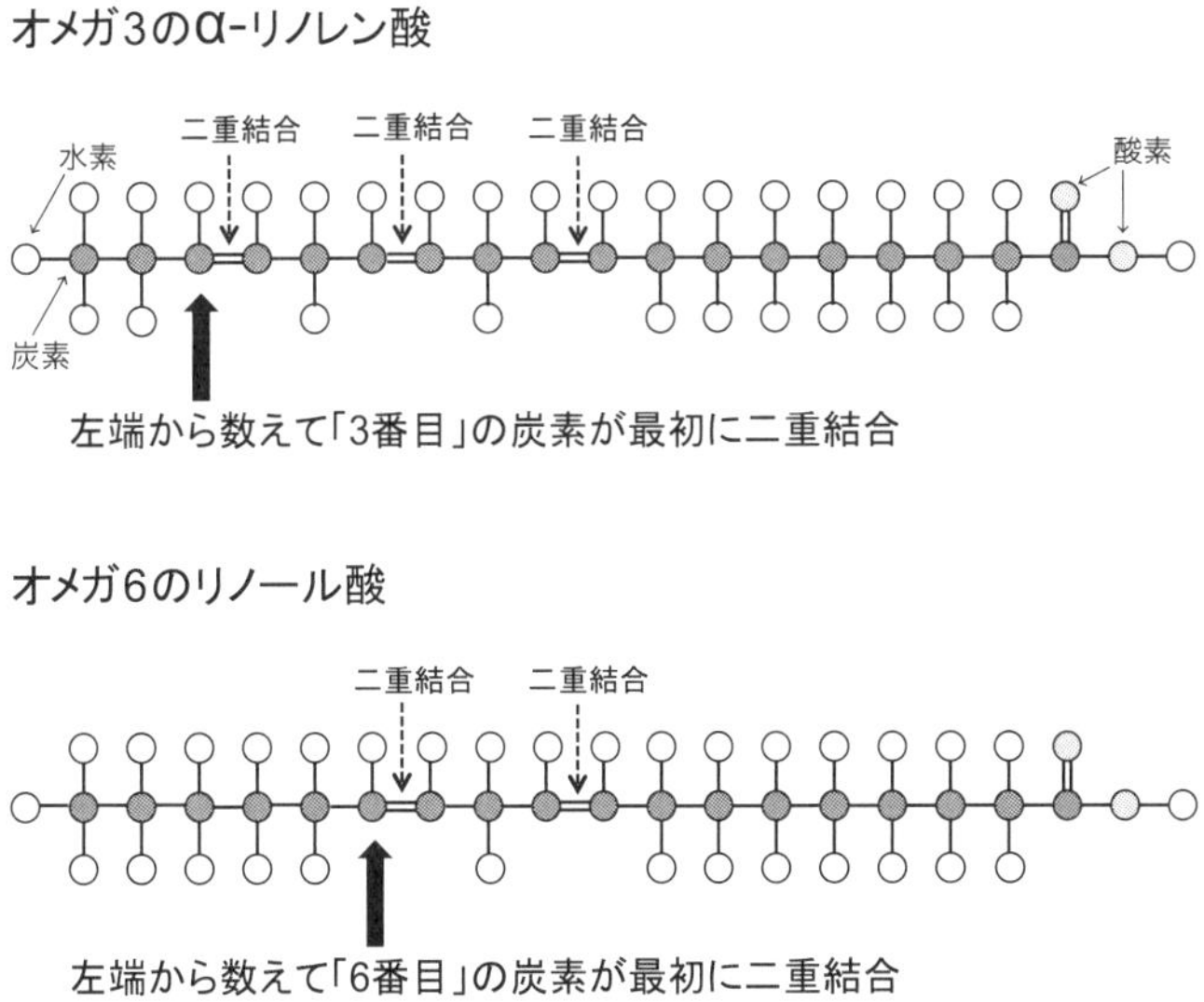

不飽和脂肪酸の構造式

ちなみに、オメガ7なども自然界に存在はするのですが、私たちがふだん使っている食用のオイルには含まれていません。オイルを健康増進に役立てるうえでは、オメガ3、オメガ6、オメガ9だけ覚えておけば十分でしょう。

さて、こうして分子構造的な側面も少し知ったうえで見ると、いかがでしょう。

不飽和脂肪酸は、飽和脂肪酸よりは物質として安定しておらず、劣化しやすいということも、何となく理解できるのではないでしょうか。

炭素の鎖に、水素が隙間なく埋まっている飽和脂肪酸は、見るからに堅牢な感じがしませんか？　一方、櫛《くし》の歯が欠けているかのように、水素がところどころ欠けている不飽和脂肪酸は、見るからに脆《もろ》い感じがします。

オメガ3に至っては、メチル基から数えて3番目で、すでに水素が欠けているのですから、たしかに、ちょっとした刺激でも崩れてしまいそうです。

アマニ油やエゴマ油が、高温調理や長期保存に向かないのは、ほかの脂肪酸に比べて炭素の二重結合が多いために、分子構造が脆くなっているからなのです。

オイルをより効果的に食生活に取り入れ、健康増進に役立てていくには、個々人の日々の判断が重要です。そのためにも、「オメガ3はからだにいい」といった表面的な情報ではなく、一歩踏み込んだ知識――「からだにいい」といわれる根拠も含めて、メリットとデメリットを理解できる程度の知識は、ぜひ身につけておいていただきたいと思います。

❹ 植物性、動物性という分け方はナンセンス

動物性のオイルはからだに悪い、植物性のオイルは健康的――よくこんなふうにいわれますが、ずいぶんと乱暴でナンセンスな見方といわなければなりません。

前項までをお読みいただいた方なら、きっとおわかりでしょう。

化学的に見れば、どんなオイルも「グリセリン一つに脂肪酸が三つくっついた物質」です。そこで動物性、植物性という分類を加えてみても、生化学的にはまったく意味がありません。

いってしまえば、からだの中に入ったら、すべて同じ。からだのなかで「これは動物性、これは植物性」などと区別されるわけがなく、みな一様に、消化・分解されて、細胞膜の材料やエネルギーとして利用されるまでです。

動物性のオイルがからだに悪いというのは、おそらく、牛や豚といった動物の白い脂肪が肥満につながるという、いわばイメージ先行型の見方なのでしょう。

調理油として摂るより、動物の肉として摂るほうが、オイルの摂取量は多くなりがちです。つまり、脂質過多になりがちで、肥満を招きやすいという意味では、動物性の脂肪はからだに悪いというのは、部分的には正しいともいえます。

しかし、本当に「動物性」という分類をするのなら、そこには魚の油も含まれるはずではないでしょうか。

すでに説明したように、魚油に多く含まれているのは、オメガ3であるＥＰＡやＤＨＡです。つまり、ひとくちに動物性のオイルといっても、飽和脂肪酸と不飽和脂肪酸の両方があるわけです。

一方、植物性のオイルは不飽和脂肪酸が多いとはいえ、ココナッツオイルのような飽和脂肪酸もあります。植物性がすべて、常温で液体のオイルであるとは限らないのです。

動物性のオイルはドロドロ、植物性のオイルはサラサラ、というのは何となく想像しやすいため、「動物性はからだに悪い、植物性はからだにいい」といったイメージが普及したのも、わからないではありません。

ただ、こうした短絡的なイメージでとらえていると、オイルごとの性質を取りちがえかねません。健康とオイルという関係性では、動物性も植物性もなく、飽和脂肪酸か不飽和脂肪酸か、不飽和脂肪酸ならオメガの何なのか、という視点でとらえるようにしていきましょう。

❺ オイルがなければ、からだはつくられない

オイルとは、栄養学的にいえば「脂質」、すなわち三大栄養素の一つです。

私たちは日々、オイルを摂取することで、糖質、タンパク質と並んで、からだに必要な脂質を摂っているということです。

では、脂質はなぜからだに必要なのでしょうか。

第1章でも折に触れ説明してきましたが、ここで改めて、私たちが脂質を必要とする理由をまとめておきましょう。

まず、脂質は細胞膜の材料になります。人のからだは水分で満たされており、細胞もまた水

分で満たされています。

細胞は、一つひとつの細胞が独立した形で、いわば一つひとつレンガを積み上げるようにして、からだを構成していますが、それを可能にしているのは、細胞と細胞、そして細胞と体液とを分断する「膜」です。

では、細胞膜はどのような構造になっているのでしょう。

前に、細胞膜はリン脂質という物質からできているといいました。

リン脂質とは、リンという親水性の物質と脂質が合体したもので、頭に足が2本生えたような形をしています。単純にいえば、「頭」の部分がリン、「足」の部分が脂質、とイメージしてください。

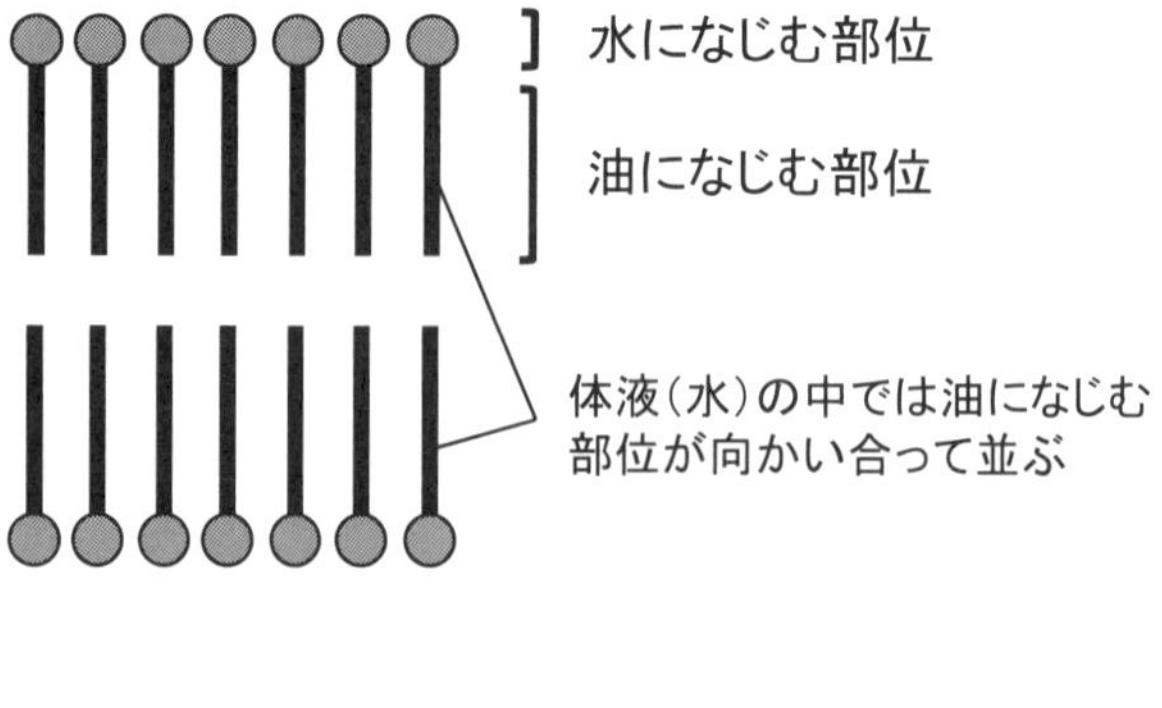

細胞膜＝脂質二分子膜

このリン脂質が、細胞の外側に頭を向けた形で一列、その内側に、細胞の内側に頭を向けた形で一列、整列し、細胞膜の骨組みをつくっています。水になじむ「頭」を細胞の外側と内側に向けて並び、「足」の部分である脂質の層を二重に形成することで、細胞の中身を覆《おお》っているのです。

このように、細胞膜の骨組みには脂質が欠かせないわけですが、それだけではありません。前に、リン脂質の骨組みだけではまだ脆《もろ》いとお話ししたことを覚えていますか。そこで、コレステロールがリン脂質の間に入り込み、レンガをくっつけるセメントの役割を果たしているという話でしたね。

私たちのからだは、大人の場合、およそ60兆個もの細胞からできています。細胞の一つひとつは新陳代謝を繰り返しており、数え切れないほどの回数、新たにつくり直されていることで、私たちは生きながらえています。

からだを構成する最小単位の部品ともいえる細胞、その形成に脂質が欠かせないのですから、脂質がなくては、私たちのからだは一個の形を成すこともできないのです。

❻ オイルがなければ、からだは動くこともできない

脂質は、エネルギーとしても利用されます。

これが、私たちが脂質を必要としている二つめの理由です。

もちろん、糖質もエネルギーになりますが、脂質は、なかでももっとも効率のよいエネルギー源といえるのです。

脂質のカロリーは、1グラムあたり約9キロカロリー。これは前にもお話ししましたが、一方、糖質は1グラムあたり約4キロカロリーです。

カロリーとはエネルギーのことであり、1グラムで約9キロカロリーも得られる脂質は、糖質の倍以上ものエネルギーを内包しているということです。

カロリー＝太る元という先入観は捨てて、からだ＝車、三大栄養素＝ガソリン、というイメージで考えてみてください。いってみれば、糖質は1グラムで4キロ走る一方、脂質は1グラムで9キロも走る、というわけです。

事実、糖質も脂質も、体内でATPという物質につくり変えられ、エネルギーとして利用されるのですが、糖質からつくられるATPは1個、脂質からつくられるATPは2個です。単純計算で、やはり2倍のエネルギーになるのです。

これほど効率のよいエネルギー源ですから、脂質はからだの大部分を動かすのに使われています。

エネルギー源といえばブドウ糖、というイメージもあると思いますが、糖質がエネルギーとなるのは、健常な脳の100パーセントと、心臓の50パーセントだけ。それ以外は、すべて脂質が優先的にエネルギーとなって動かしているのです。

しかも、先に触れたとおり、脳が糖を利用できなくなると、脂質からつくられるケトン体が、糖に代わって脳のエネルギーとなります。

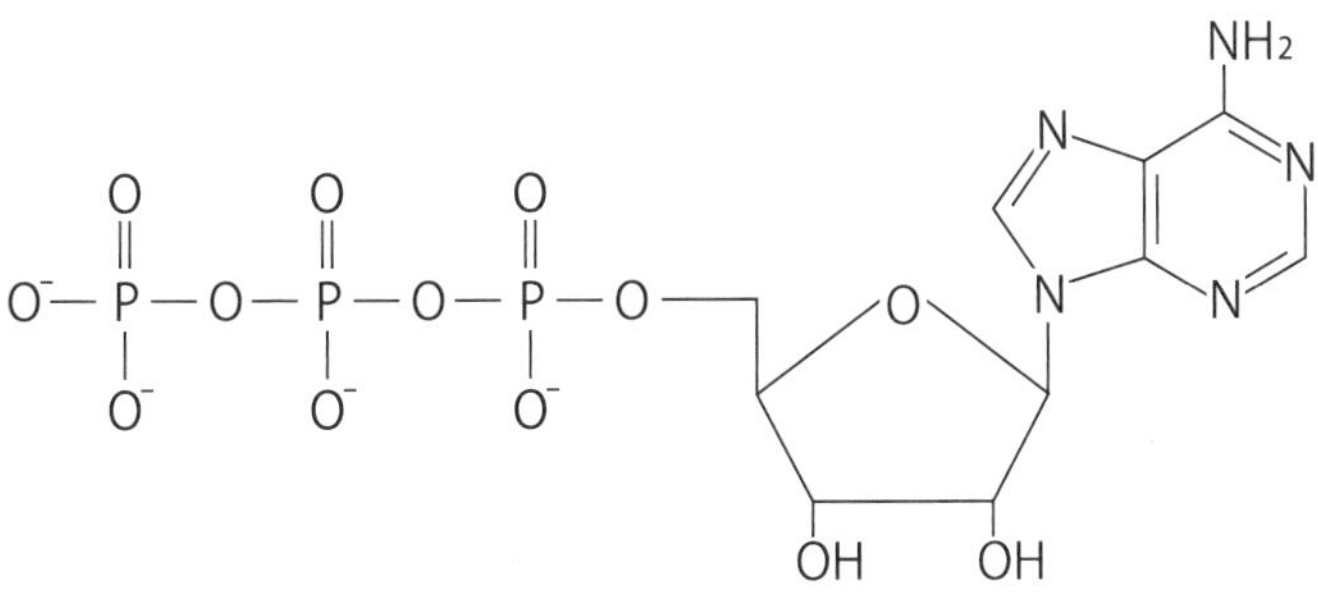

ATP（アデノシン三リン酸）の構造

すべて合わせて考えてみれば、脂質は、からだでもっとも重要なエネルギー源といってもいいくらいでしょう。

もう一つ、副次的ではありますが、脂質を摂るメリットがあります。

水や油には極性というものがあり、それによって溶けやすい物質、溶けにくい物質が分かれます。水は極性の高い物質の代表ですが、それに対し、油は極性の低い物質です。

では、極性の低い油に溶けやすい物質は何かといえば、脂溶性ビタミンであるビタミンA、D、E、Kです。

ビタミンAは、粘膜の強化、皮膚や骨の老化防止に役立ちます。ビタミンDは、免疫機能や循環器の病気

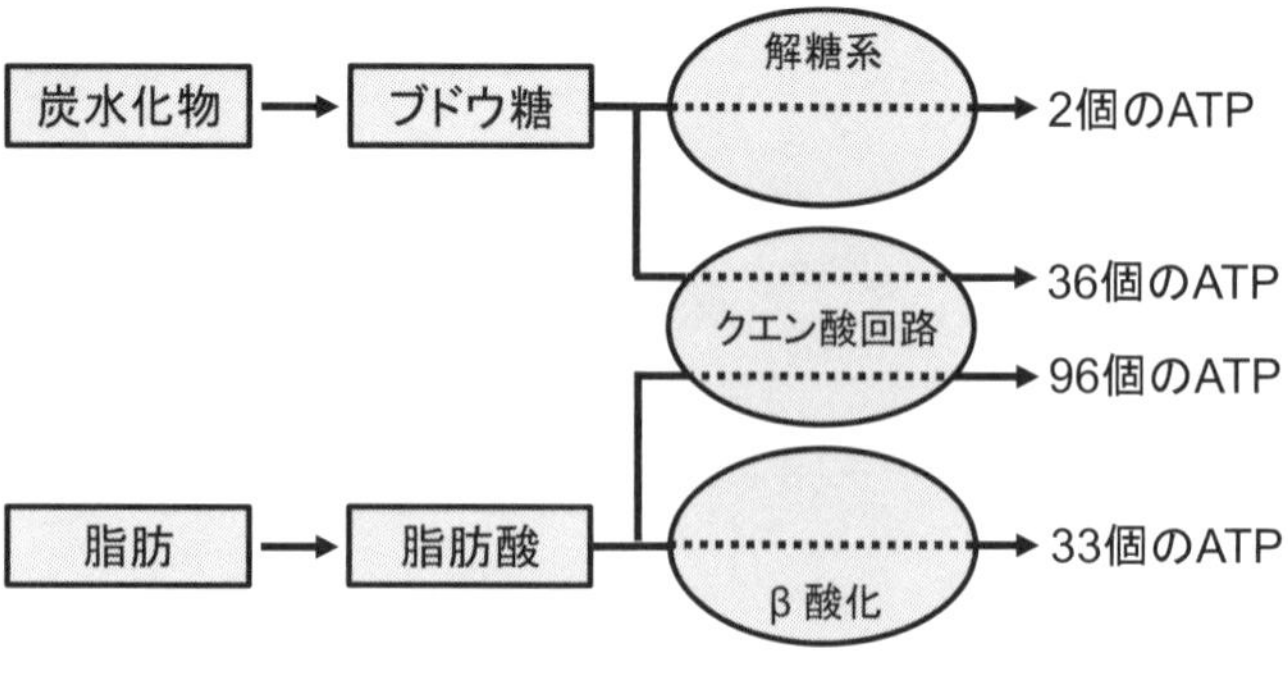

脂質は効率のよいエネルギー

などの予防に役立ちます。ビタミンEは、すでに触れたように高い抗酸化力があり、活性酸素によるダメージを和らげることで老化を抑制します。ビタミンKは、骨粗鬆症《こつそしょうしょう》や動脈硬化の予防に役立ちます。

たとえば、にんじんにはビタミンA（β《ベータ》-カロテン）が豊富に含まれていますが、オイルで炒めたり、オイルを使ったドレッシングとともに食べたりしたほうが、ビタミンAの吸収はよくなります。

このように、オイルと一緒に摂ったほうがいいビタミンのことも知っておくと、よりオイルを健康増進に役立てることができるのではないでしょうか。

❼ オイルの消化——脂肪酸とモノグリセリドへ

脂質がなければ、私たちのからだは存在すらできませんし、動くこともできません。

こうした脂質の重要性についておおまかにご理解いただいたところで、脂質が体内でどのように利用されるのか、もう少し踏み込んで説明しておきましょう。

前に説明したように、炭素の鎖が中くらいの中鎖脂肪酸は、少し特殊な代謝経路をたどります。

したがって、中鎖脂肪酸が多く含まれるココナッツオイルは例外となりますが、ほかの食用油はすべて長鎖脂肪酸であり、みな同じ代謝経路をたどります。

体内に入った脂質は、そのままの形では利用できません。

そこでまず、十二指腸で分泌される膵液《すいえき》、とくに、その中のリパーゼという酵素によって、グリセリンに脂肪酸が一つくっついた「モノグリセリド」と脂肪酸二つとに分解されます。

前に、脂質とはグリセリン一つに脂肪酸が三つくっついたものだと説明しましたね。

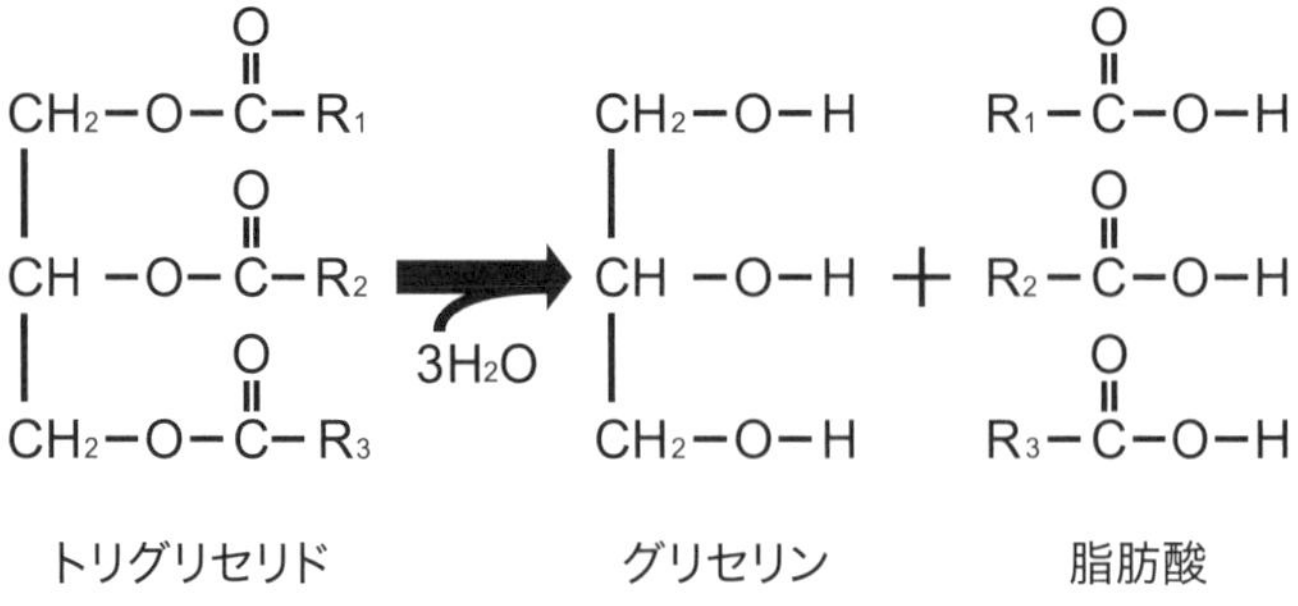

トリグリセリドの分解

それが膵液によって、バラバラにされるわけですが、三つのうち一つの脂肪酸はグリセリンとくっついたままのモノグリセリドになるということです。

⑧ オイルの吸収
――小腸から吸収され、ふたたびトリグリセリドに

十二指腸で分解された脂肪酸とモノグリセリドは、その後、小腸に運ばれます。

小腸では、胆汁酸によって「胆汁酸ミセル」というものが形成されています。脂肪酸とモノグリセリドは、この胆汁酸ミセルに合体した「ミセル」となって、腸管から吸収されます。胆汁酸ミセルとは、脂肪酸とモノグリセリドが腸管から吸収されるために必要な乗り物のようなものといえるでしょう。

小腸から吸収された脂肪酸とモノグリセリドは、そこでふたたび合体してトリグリセリドとなります。ただ、からだを構成する60兆個もの細胞の細胞膜の材料となったり、エネルギーとして利用されたりするためには、まだプロセスがあります。

胆汁などの両親媒性物質

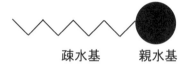

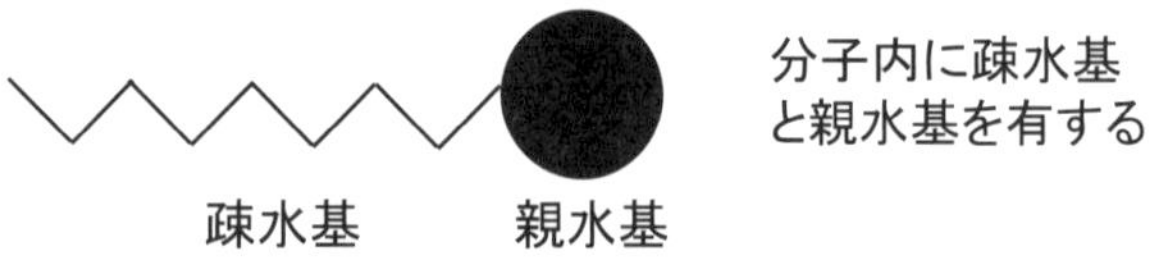

両親媒性物質の水溶解

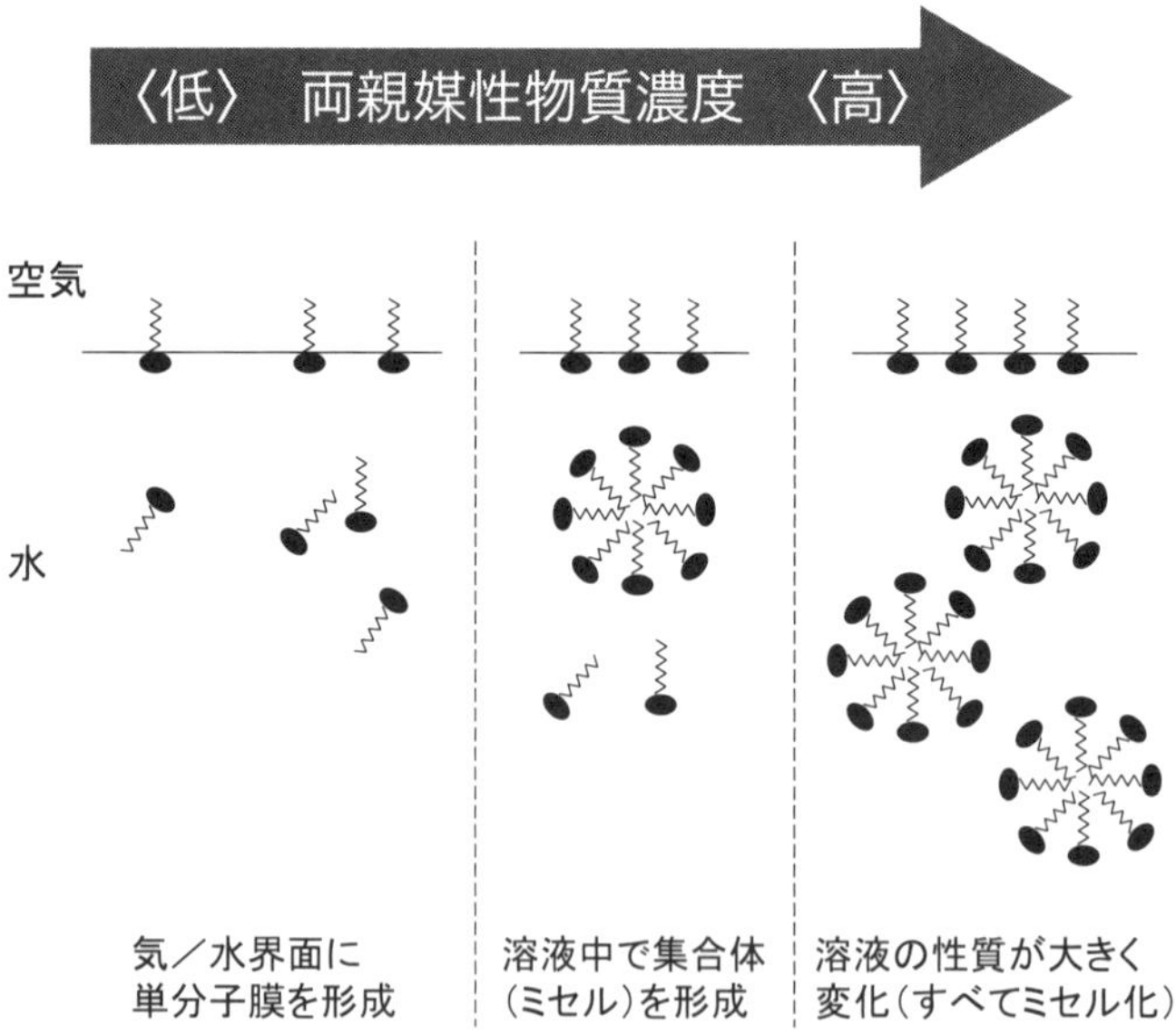

ミセル

⑨ オイルの代謝——リポタンパク質となって大循環系へ

脂質が体内で利用されるためには、血流に乗って全身をめぐる必要があります。

しかし、トリグリセリドのままでは血流に乗ることができません。そこでタンパク質と結合した「リポタンパク質」という形になって、まず静脈へと運ばれ、そこから大循環系という大きな血流に乗ります。

大循環系とは、心臓、大動脈、動脈、毛細血管、大静脈、心臓をめぐる血流

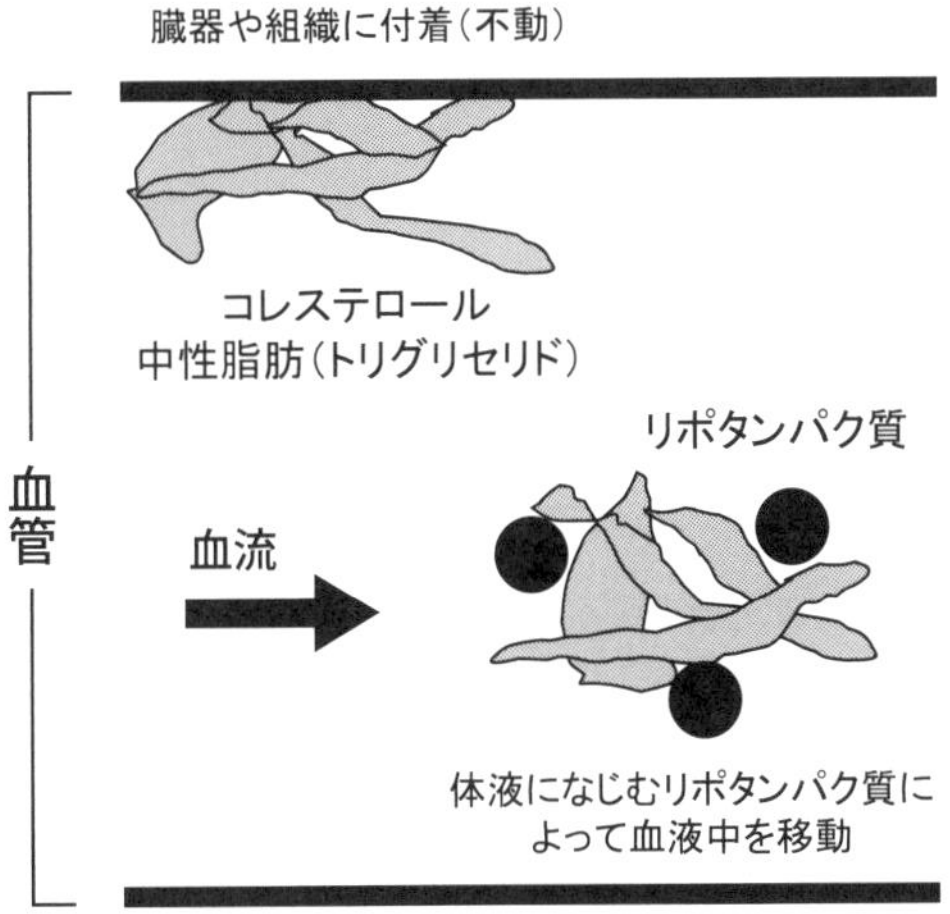

リポタンパク質

です。

こうして全身をくまなくめぐる大きな血流に乗っている間に、リポタンパク質中の脂肪酸は、必要とされる組織へ分配されていきます。

このように、脂質は体内でさまざまな形へと、分解と合体を繰り返し、最終的には大きな血流に乗ることで、全身で利用されているのです。

⑩ 体内で余ったオイルは、どうなる？

リポタンパク質となって血流に乗り、必要とされる器官に分配される脂肪酸。

しかし、当然ながら、摂取した脂肪酸のすべてが分配されるわけではありません。

血中で余ったリポタンパク質は肝臓へ運ばれ、トリグリセリドとなって貯蔵されます。そして、からだが飢餓状態になったときに、また肝臓でリポタンパク質へと合成されて送り出されます。

また、トリグリセリドは肝臓内でＬＤＬコレステロールにも合成されます。

これもリポタンパク質となって血流に乗るのですが、脂肪酸はエネルギーになる一方、ＬＤＬコレステロールは各組織で細胞膜の材料となります。前にお伝えした、リン脂質のセメント役となるわけです。

脂肪が溜《た》まるというのは、一般的にはマイナスイメージが強いことでしょう。たしかに、脂肪が蓄積されすぎれば肥満となり、糖尿病や心疾患などの原因となります。

ただ、脂肪が溜まらなければ、からだは空腹状態に耐えられず、また細胞膜の材料にも事欠くことになってしまいます。

長いこと、オイルはカロリーが高い、太るから嫌だ、と忌避されてきました。

しかし、問題はオイルそのものではなく、オイルの種類と摂り方です。

本当の健康をつくっていくために、からだの大部分を動かすエネルギー源として、また細胞膜をつくる材料としてのオイルの役割を理解したうえで、いい形のオイルを適量摂っていきましょう。

⑪ 食べた食品や飲んだ薬は、からだの中でどうなる？

ここから少し、口から摂った食品や薬が、からだの中でどうなるかを見ていきましょう。

口から入った食品や薬は、一部は口の中（口腔内《こうくうない》）で吸収されますが、多くは食道を通って胃に運ばれます。ここでは、分解・殺菌などがなされますが、吸収はほとんど起こりません。

吸収は、その先の小腸からなされます。

吸収された薬や栄養成分は、消化管に流れる血液を集めた門脈《もんみゃく》を通って、肝臓に運ばれます。

肝臓に送られた薬や栄養成分は、身体に吸収されやすい形に変えられたり、一部は分解されて身体への毒性が弱められます。薬の場合には、薬が肝臓によって分解され減少させられることを「ファーストパス」と呼んでいます。

肝臓から、薬や栄養成分は血液によって全身に運ばれます。このときの濃度を「血中濃度」といいます。

いったん、身体に入った薬や栄養成分のうち、はたらきを終えたり、途中で代謝されたものの多くは、腎臓を通って尿として体外へ排出されます。

このほかには、肝臓から抱合体というものをつくって、胆汁と混ざって糞便へ出るものもあります。ごく少量ではありますが、呼気、汗、母乳、唾液などに出てくる場合もあります。

⑫ 薬や食品の効果は、どのようにしてあらわれるか？

薬や食品の効果は、血液中の濃さ、すなわち血中濃度によって決まります。

薬の場合ですと、最小有効血中濃度以下ですと効果がなく（次頁の図中①）、この濃度以上になると効果が出てきます（図中②）。しかし、あまりにも血中濃度が上がりすぎて、最大安全血中濃度以上になると、副作用があらわれてきます（図中③）。

図の血中濃度が最大となる濃度を「最高血中濃度（Cmax）」といい、それまでの時間を「最高血中濃度到達時間（Tmax）」といいます。このTmaxは、薬の効きはじめの時間を知る重要な手がかりとなります。また、Cmaxに達してから、血中濃度がその半分になるまでの時間を

「半減期」といい、この半減期（$T_{1/2}$）が長いほど、薬はからだの中で効果を持続します。

血中濃度は、治療効果や副作用との関連性が大きいのですが、この血中濃度に影響を与える薬の吸収・分布・代謝・排泄（これらを英語であらわしたときの頭文字をとってADME《アドメ》といいます）には個人差があります。

たとえば、消化管の機能が衰えている患者さんでは、薬の吸収が悪くなり、肝臓の機能が衰えている患者さんでは、薬を代謝させることができずに、からだの中にいつまでも薬が残っているために、薬の効果が予想以上に持続したり、予期

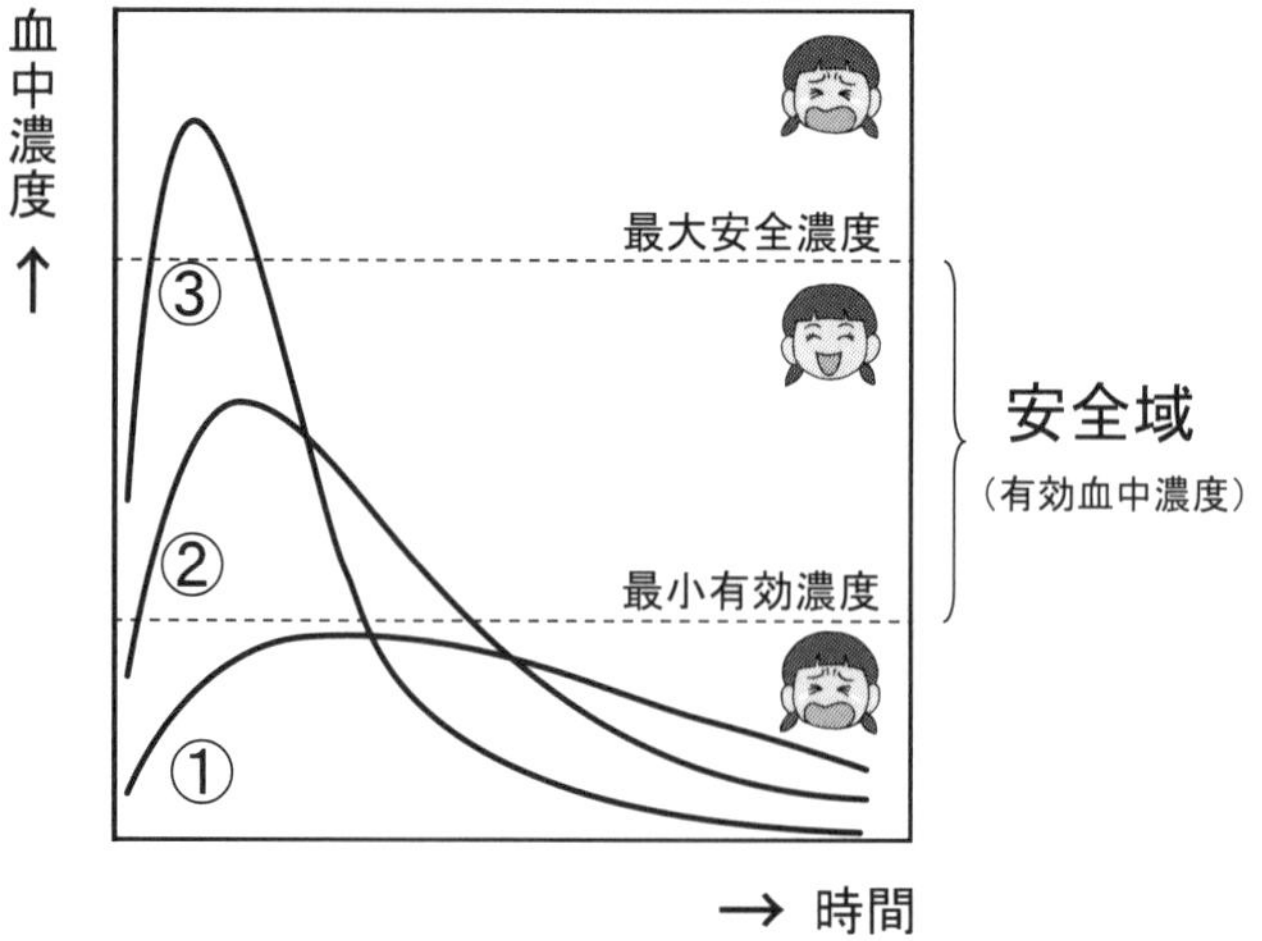

血中濃度の推移

せぬ副作用が生じたりします。

また、同じく腎臓の機能が衰えている患者さんでも、薬はほとんどの場合が腎臓から尿へ排出されるので、排泄が抑えられ、からだの中に薬が残ります。

これらの患者さんでは、前回飲んだ薬がからだの中に溜《た》まったまま、次の薬を飲むと、通常では安全な薬の量が最大安全濃度を超えることになり、思わぬ副作用を招くことがあります。

これら臓器の機能が病原的に衰えた患者さんだけでなく、未成熟や加齢的にこれら臓器の機能が抑制された子どもや高齢者の方への薬の投与は、注意が必要になってきます。

⑬ 薬の取り方と副作用

薬の場合には、服用回数、量、および服用タイミングが決められています。服薬回数および量については、前記のC_{max}、T_{max}、あるいは$T_{1/2}$が関係し、服薬回数には、$T_{1/2}$がおもに関係します。薬の効果を持続させたい場合、$T_{1/2}$の短い薬は効果も短いために、服薬回数も増えます。また、服薬量はC_{max}やT_{max}と関係しています。図のように有効血中濃度を保つような服薬量が選択されるわけです。

　薬と食品の関係で大事なことの一つに、薬を飲むタイミングがあります。睡眠薬や下痢止めなどのいわゆる頓服薬《とんぷくやく》は症状があるときにだけ飲みますが、定期的に服薬する薬では、「食前」、「食後」、または「食間」の指示がなされます。

「食前」とは、食事の30分前を指します。食事の影響で吸収が悪くなる薬の場合が多く、多くの漢方薬は食前が効果的です。

「食後」とは、食事を終えてから30分以内を指します。胃に食べ物が残っているため、胃が荒れることが少なく、食事を終えて一息つくため時間がとれて飲み忘れが少ないという理由で、多くの薬は食後の服用が指示されます。

「食間」は、食事と食事の間で、ほぼ食後2時間くらいを指します。食事の影響が出やすい薬や、胃に直接はたらく薬は、この食間を指示されます。

　薬の作用のうち、決められた量を用いているにもかかわらず発現する、治療上不必要なまたは好ましくない作用を「副作用」といいます。食品の場合には、この副作用という言葉は使用しません。健康食品でも同様です。

世界保健機関（ＷＨＯ）の定義では、「予期しない有害な反応で、予防、診断、治療の目的で人体に通常用いられる用量の医薬品によって発現するもの」とされています。

副作用の原因としては、用量、患者さんの体質、薬物アレルギー、薬物相互作用などがあります。

副作用には、局所性副作用と全身性副作用があります。

局所性副作用は、皮膚あるいは粘膜に使用する軟膏剤、点眼剤、点鼻剤、坐薬あるいは皮下、筋肉注射などで、最初に薬が接触した部位が刺激などにより障害を起こすもので、皮膚発赤《ほっせき》などが代表的な例となります。

全身性副作用は、血液を介して薬が全身に運ばれて副作用を起こすもので、とくに、肝臓、腎臓、皮膚、消化器などに障害があらわれやすくなります。

⑭ 健康診断における脂質の正常値

皆さんは、健康診断結果のなかで、どの項目が気になりますか。

血液検査で嫌われ者のようにいわれることがあるコレステロールは、人の細胞を形づくるために重要な脂肪です。じつは、人のからだの中のコレステロールは、食事から摂られる量よりも圧倒的に体内で合成される量のほうが多いのです。

コレステロールは、体内では肝臓や脳にたくさん集まっています。これは、肝臓がコレステロールを産生する臓器であること、また、脳がコレステロールを使う細胞の密集した臓器であるためです。コレステロールが病気との関係で注目されるのは、血管についてです。

血管を詰まらせるアテローム（固まり）の主成分であることから、コレステロールはその血中濃度が問題となります。

血液の中の「オイル」としては、表のように、コレステロールと中性脂肪（トリグリセリド）が病気と関係します。

健康診断で通常測定される項目は、「総コレステロール」、「HDL（善玉）コレステロール」、「LDL（悪玉）コレステロール」、および「中性脂肪（トリグリセリド）」です。表の数値が正常値です。

肥満や生活サイクルの乱れは、これらの値を異常値に導きます。

ただ、規則正しい生活を送っていても、残念ながら、年齢の増加とともに正常値から外れていくこともあります。それは肝臓や血管の老化と関係があります。

脂質代謝	総コレステロール(T-chol)	120～220mg/dl
	HDLコレステロール(HDL-chol)	40～70mg/dl
	LDLコレステロール(LDL-chol)	70～139mg/dl
	中性脂肪(TG)	50～149mg/dl

血液検査における脂質関連項目とその基準値

やってみよう

オイルの分子構造がわかる実験

（1）用意するもの

サラダ油、レモン汁、ルゴール液（ヨウ素の液体で、薬局で売っています）。

（2）実験方法

透明な容器にオイルとレモン汁を入れ、よく混ぜます。そこにルゴール液を少しずつ垂らしていきます（写真上）。

（3）観察方法

ルゴール液は赤茶色をしていますが、オイルとレモン汁に加えると色が消えるはずです（写真下）。これは二重結合になっている箇所で1本余った炭素の手に、ルゴール液のヨウ素がくっつくためです。したがって、サラダ油のみならず、不飽和脂肪酸であれば、どのオイルでも同じ現象が起こります。反対に、ココナッツオイル（寒い季節は少し温めて液体にする）など、二重結合のない飽和脂肪酸で同じ実験をおこなうと、色は消えません。

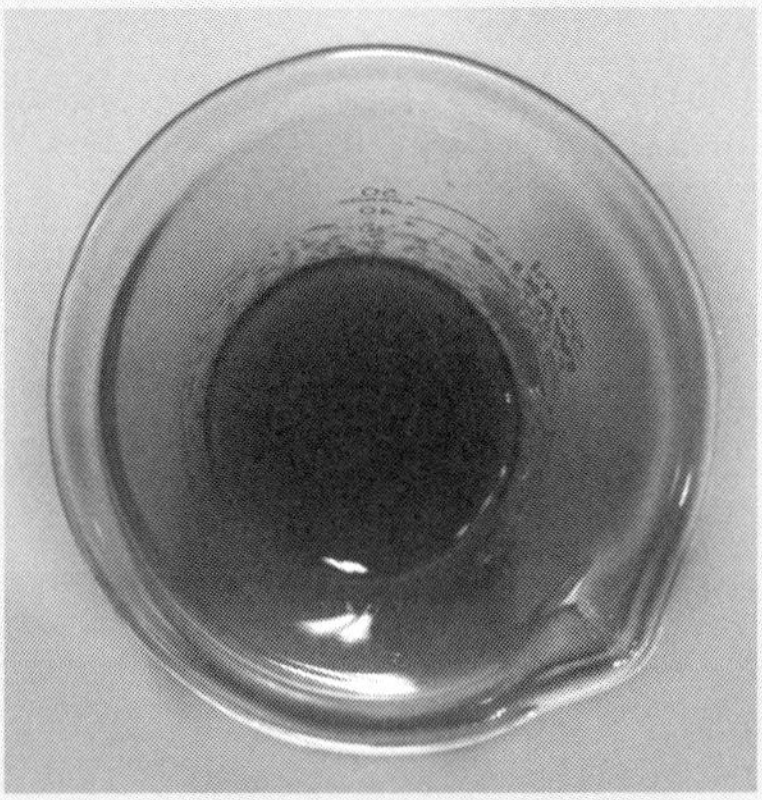

↓ ルゴール液の赤茶色が消える

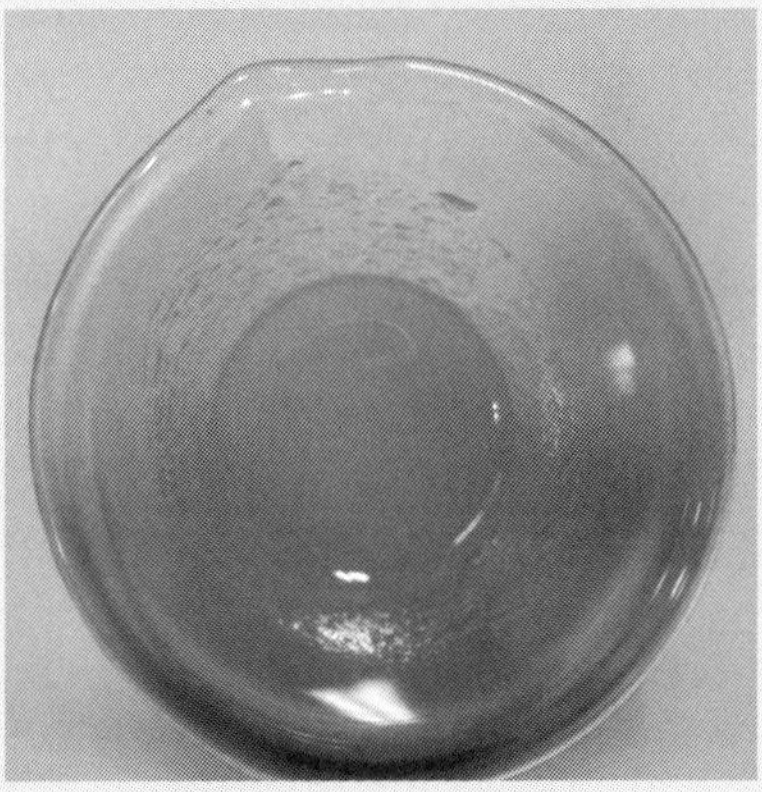

（いずれもビーカーを上から見たところ）

第3章

オイルとからだ

――オイルを健康に役立てる

❶ オイルを摂らないと、からだはどうなるか

前章の内容から、オイルがいかにからだに必要な物質であるかは、十分にご理解いただけたことと思います。

しかし、世の中には、オイルを極力摂らないようにしている人々が一定数いることも事実です。

たとえば、ストイックなベジタリアンの人々は、魚も卵も含め、いっさい動物性の食物を摂りません。オイルは、調理油として多少摂るくらいなので、総じて体内の脂質は低めといえます。

健康のため、信仰のため、あるいは動物を殺したくないという価値観のためなど、ベジタリアンになった理由は個々さまざまなのでしょう。彼らが「植物しか食べない」という生き方を選択したことを云々するつもりはありません。

しかし、こと「健康」という側面から見た場合、はたして彼らが、肉も魚も卵も野菜も食べ

る一般的な人々に比べて健康かというと、まったくそうはいえないのです。

なぜ健康とはいえないのか、それは、今までお話ししてきたことを逆転させて考えてみれば瞭然《りょうぜん》でしょう。

脂質は、からだの構成面においても機能面においても、なくてはならないものです。からだ中の細胞の細胞膜をつくり、からだを動かす。脂質が足りていないからだでは、この両方がうまくおこなわれません。

内臓が弱くて血管はボロボロ、皮膚は乾燥していて顔色も血色に乏しく、おまけに体力がなく疲れやすい……程度問題ではありますが、健康どころか、相当な不健康を招いているケースも考えられるのです。

脂質は摂りすぎれば害になりますが、現代においては、その側面ばかりが強調されてきたきらいがあります。

そもそも脂質がなければ、私たちは生きられない――今一度、この原点に立ち返ることが必要ではないでしょうか。

❷ 日本人は意識してオイルを摂ったほうがいい

私が、脂質の重要性を強調してきたのは、脂質がからだに必要だから、という理由だけではありません。

じつは、とりわけ現代日本人は意識して、脂質を摂ったほうがいいのです。

脂質、糖質、タンパク質――。これらの三大栄養素はバランスよく摂ることが必要であり、それぞれについて、厚生労働省から推奨摂取量が出されています。

それによると、一日の総摂取カロリーは、18歳以上の男性で2200～2650キロカロリー、女性で1700～2000キロカロリー（以下、すべての摂取基準は年齢により異なります）。

この総エネルギーに占めるべき脂質の割合は、18歳以上の男性で20パーセント以上25パーセント未満、女性で20パーセント以上25～30パーセント未満です。

ちなみに、タンパク質の摂取量は、18歳以上の男性で60グラム、女性で50グラムであり、糖質は、18歳以上の男女ともに総カロリーの50パーセント以上70パーセント未満とされています。

このように、三大栄養素のうち、割合的にもっとも多く摂取すべきは糖質……なのですが、それにしても現代日本人の食生活は、糖質過多の傾向が強いのです。

やや極端な例かもしれませんが、たとえば、サラリーマンの定番の昼食といえば何でしょうか。

ラーメンとチャーハンやライスのセット、うどんと丼もののセット。極め付けには、ごはんや麺の「大盛り無料」サービス……。

脂質、タンパク質といえば、ラーメンのチャーシュー、丼のカツや天ぷらの中身くらいのもので、糖質が大部分を占めています。おそらく、推奨量である50パーセント以上70パーセント未満ではきかないでしょう。

日本人の国民食となりつつあるカレーにしても、本場さながらのインドカレーでもなければ、ルーにも小麦粉がたっぷり入っています。やはり、知らないうちに糖質過多になっている可能性が高いといえます。

このように、日本人はどうも糖質過多の食生活になっている――これは、何も想像上の話ではありません。

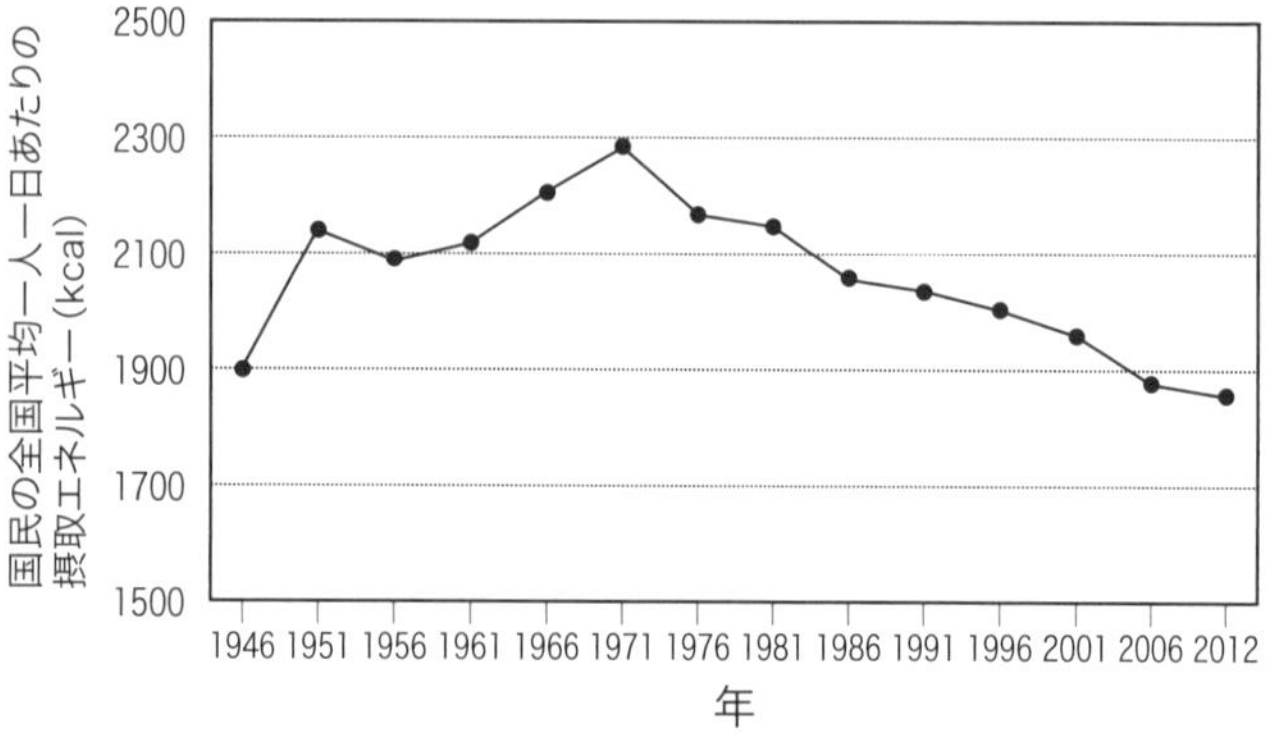

戦後の日本人の年次別食品摂取エネルギーの推移

［出典：厚生労働省ホームページ 国民栄養・健康調査］

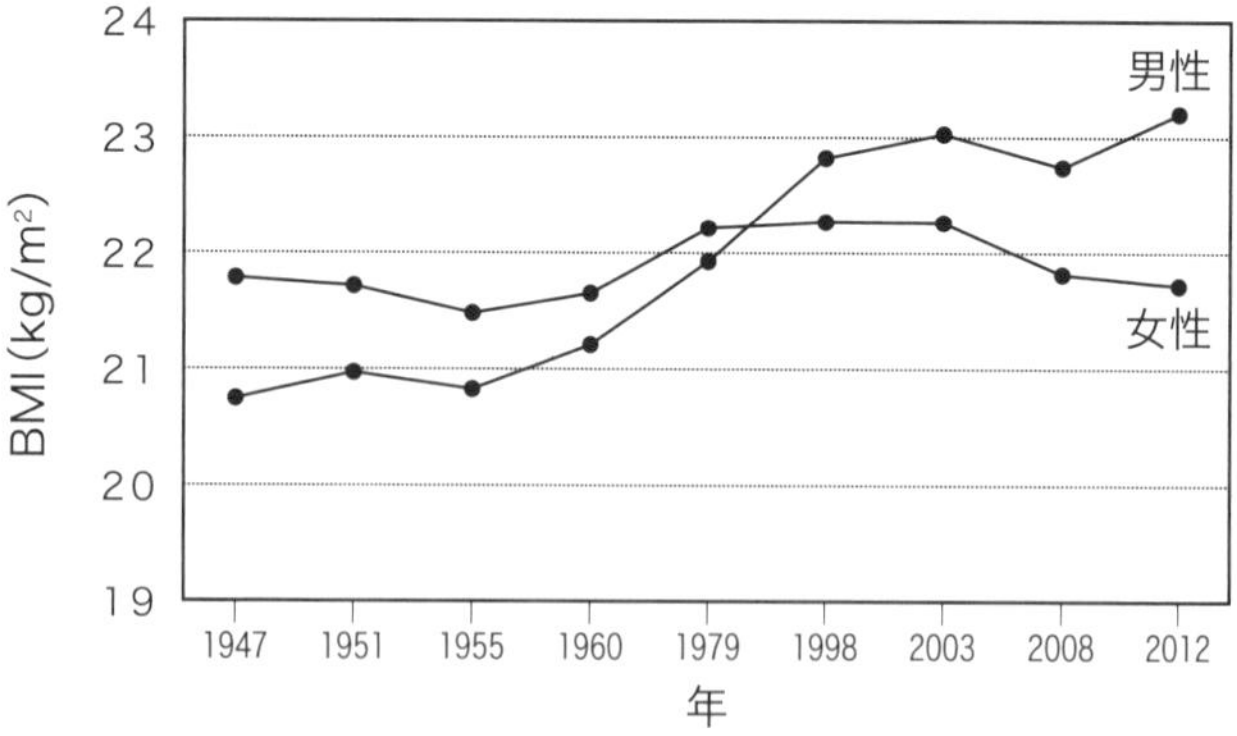

戦後の日本人の年次別BMIの推移

［出典：厚生労働省ホームページ 国民栄養・健康調査］
（1947〜1960年は年代別身長および体重から算出）

ここに、戦後の日本人の総摂取カロリー（上図）と肥満度（下図）を並べたグラフがあります。

容易に見てとれるように、日本人の肥満度は増えている一方、総摂取カロリーは減っていますね。

戦後直後の日本人より、今の日本人のほうが一日の摂取カロリーが低いというのは、きっと多くの人が意外に思ったことでしょう。

ただ、問題はそこではありません。この二つのデータが示しているのは、日本人の食の「内訳」が変わったから、摂取カロリーは減っているにもかかわらず、肥満度が増えた、ということなのです。

その内訳の変化こそ、糖質過多の食習慣です。

脂質がもっともカロリーが高いのですから、総摂取カロリーのうち脂質が多めだとしたら、総摂取カロリーも増えてしかるべきでしょう。

ところが実際は、総摂取カロリーは減っているのに、肥満度は増えている。これは、カロリーが脂質の半分以下である糖質をより多く摂るようになった結果、糖質が招く肥満が増えた、ということを意味していると見るべきなのです。

日本は豊かになり、白米も当たり前のように、毎日、お腹いっぱい食べられるようになりました。その結果が、肥満度の増加――端的にいえば、こういう話です。

本書で脂質に重きを置き、「からだによいオイル」の適正な摂り方をお伝えしてきたのは、現代日本人が陥りがちな糖質過多の食生活を、少し見直していただくためでもあるのです。

❸ 糖質と脂質の関係について

すでに触れましたが、私たちの食事では、炭水化物、タンパク質、脂肪が三大栄養素です。

糖質とは、このうち炭水化物のことをいいます。炭水化物は分解されて、最終的にはブドウ糖などの単糖になっていくからです。

現在、流行っている「糖質制限ダイエット」は、糖質（糖や炭水化物）を摂らずに生活することで、溜まった脂肪を分解して身体のエネルギー源として利用しようというものです。

こうすることで、体脂肪が減っていきます。確かに……確かに。

教科書的にはこの考えは正しいのですが、脂肪から糖をつくることは効率が悪く（ゆっくりとしか進まない）、糖でしか動かない脳や心臓のはたらきに支障が出てきます。

食べ物の中の糖質は、唾液や腸液に含まれる酵素（食べ物を分解するタンパク質）、つまりアミラーゼやグルコシダーゼで分解されてブドウ糖になることによって、初めて身体に吸収されるのです。

❹ 肉を食べるほど不健康？

一般的に、脂質は摂りすぎると、病気のリスクは高まるとされています。

なかでも牛や豚などの脂肪、すなわち飽和脂肪酸は、コレステロール値を高め、肥満を招き、おもに心疾患のリスクを高めるとして、しばしば注意喚起されています。

ところが、ほかの国よりも飽和脂肪酸の摂取量が多いにもかかわらず、心疾患数はより少ない国があります。

それは、フランスです。あるデータによれば、フランス人はアメリカ人と比べて約4倍のバター、1・5倍余りのチーズ、3倍近くの豚肉を食べています。

これらはすべて飽和脂肪酸であるにもかかわらず、データでは、アメリカ人よりもフランス人のほうが、心疾患数が低いと出ているのです。

フランスの矛盾——そんな意味合いから、この不可解な矛盾は「フレンチ・パラドックス」と呼ばれています。

それにしても、なぜ、このような矛盾が生じているのでしょう。

一説では、フランス人は脂肪もたくさん摂る一方、赤ワインもたくさん飲むからではないか、ともいわれています。

赤ワインに含まれるポリフェノールには抗酸化作用があるため、脂肪過多の食生活の害が軽減されているにちがいない、というわけですが、いまだに原因は特定されていません。

ともあれ、「飽和脂肪酸はからだに悪い」という言説は、フレンチ・パラドックスによって、大きな疑問符がついています。

加えて、肉はタンパク質の重要な供給源でもあります。肉は太る、肉は健康に悪い、などと決めつけるのは、やはり短絡的といわなければなりません。

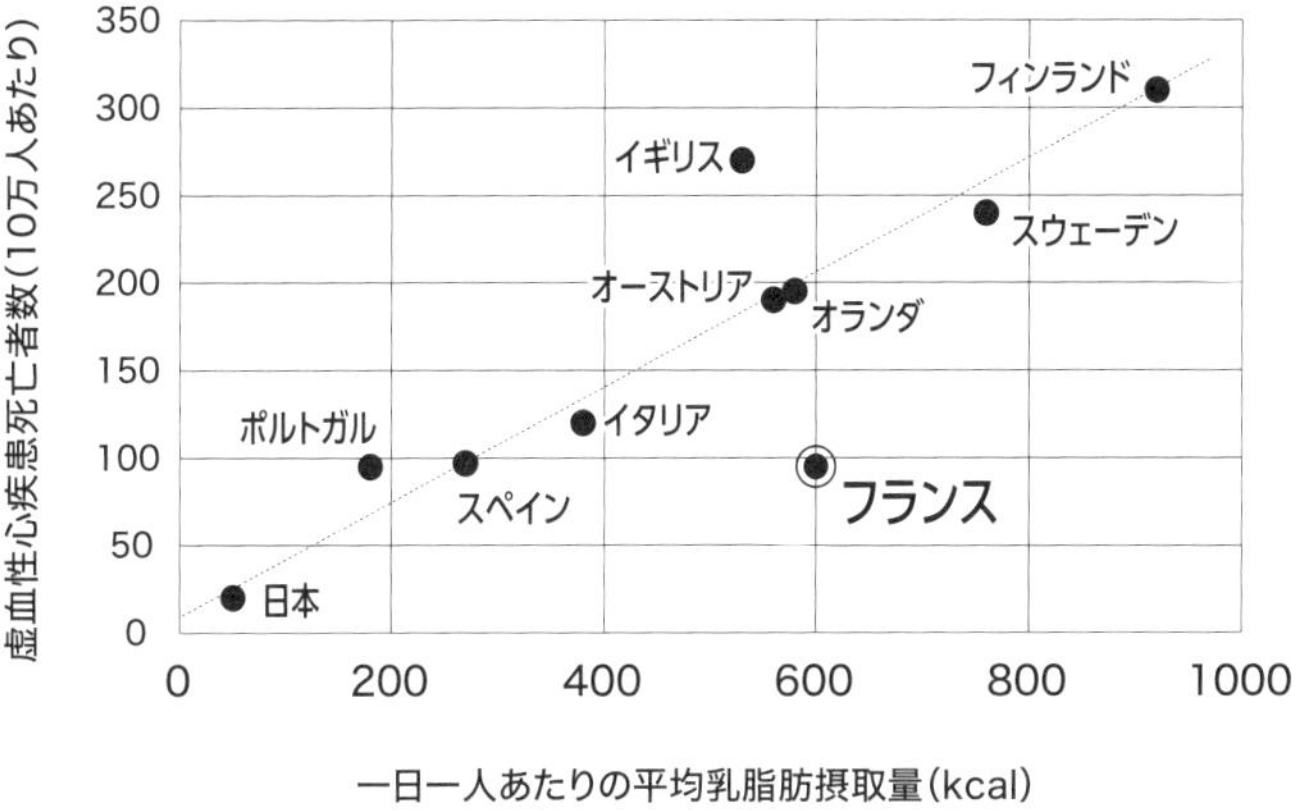

フレンチ・パラドックス

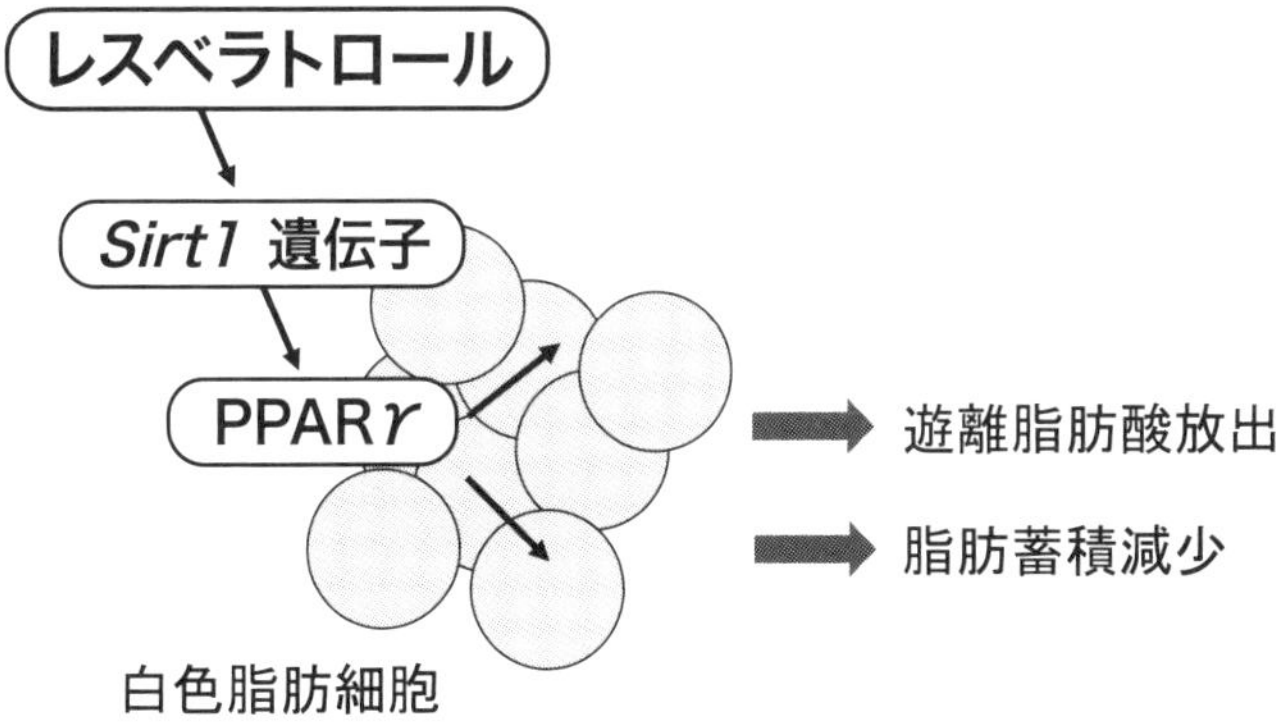

フレンチ・パラドックスで注目された、赤ワインに多く含まれる抗酸化物質レスベラトロールの作用

レスベラトロールが白色脂肪細胞に作用して脂肪を分解し、
脂肪の蓄積を抑えると考えられている。

先ほども触れた厚生労働省による摂取基準によると、飽和脂肪酸の摂取量は、18歳以上の男女ともに、総摂取カロリーの４・５パーセント以上7パーセント未満です。

これは、牛肉でなら２５０グラム、豚肉なら３４０グラム、鶏肉なら３５０グラム、バターなら35グラムに当たります。

フライや天ぷら、ステーキやバター炒め……飽和脂肪酸、不飽和脂肪酸を問わず、何しろ脂質は「おいしい」ものなので、油断すると、つい摂りすぎてしまいます。

しかし、フレンチ・バラドックがあるからと、まるで免罪符であるかのように肉やバターを大量に摂るのは、もちろん問題です。

厚生労働省が出している基準も目安にしつつ、飽和脂肪酸も不飽和脂肪酸も、いい形のものを適度に摂る――これが、日常の食のなかで健康をつくっていくためにもっておくべき、もっとも根本的な意識といえるでしょう。

⑤ オイルが毒になることもある？

オイルが毒になることはあるのか——先に結論からお伝えすると、場合によっては、オイルは毒にもなりえます。

たとえば、麻の実の一種であるヒマシの油分は膵液で消化しにくいため、下痢につながります。

そのため、貧しいアフリカの国などでは、食料がなく、母乳も出ないお母さんから、苦肉の策として麻の実を与えられた子どもが下痢で死亡するケースが、じつは汚水による死亡に匹敵するほど多いといいます。

これは現代日本では起こりえない事態ですが、私たちにより身近なところでも、オイルが毒と化すケースはあります。

一つは、酸化した脂質です。

同じ脂質でも、飽和脂肪酸よりは不飽和脂肪酸、そのなかでもオメガ3は、分子構造的に壊れやすいといいました。これはいいかえれば、酸化しやすいということです。もし、高温調理や長期保存によって酸化したオメガ3を摂ってしまったら、それはからだによい作用どころか、害を及ぼします。

酸化した脂質が体内に入ると、その酸化ストレスによって活性酸素が大量に発生します。すると、活性酸素を除去する酵素が足りなくなり、酸化した油をさらに酸化させてしまうのです。

こうして発生した過酸化脂質は、体内で有効利用されません。

そこでどうなるかというと、血管壁に蓄積され、血液の通り道をせまくし、高血圧を招きます。また、血管壁への酸素や栄養素の取り込みを阻害し、血管壁を酸欠と栄養失調に陥れます。

このように、酸化した脂質は体内でさらに有毒な物質へと変化し、結果的に動脈硬化、脳疾患などを招いてしまうのです。

もう一つ、身近なところでオイルが毒と化しているケースは、トランス脂肪酸です。

すでに一般的にも十分、悪名高くなっている脂質だと思いますが、なぜ、トランス脂肪酸はからだに悪いといわれているか、ご存知でしょうか。

からだに悪いといっても、トランス脂肪酸は、元は植物油です。

炭素の二重結合によって分子構造が折れ曲がっている不飽和脂肪酸は、植物から大量に生産できる反面、物質としては不安定というデメリットがあります。

そこで、二重結合のところで水素が欠けている不飽和脂肪酸に、人工的に水素を添加し、安定した脂質へとつくり変えたもの――これが、トランス脂肪酸です。

安定した脂質になるのならよさそうなものですが、残念ながらそうはいえません。

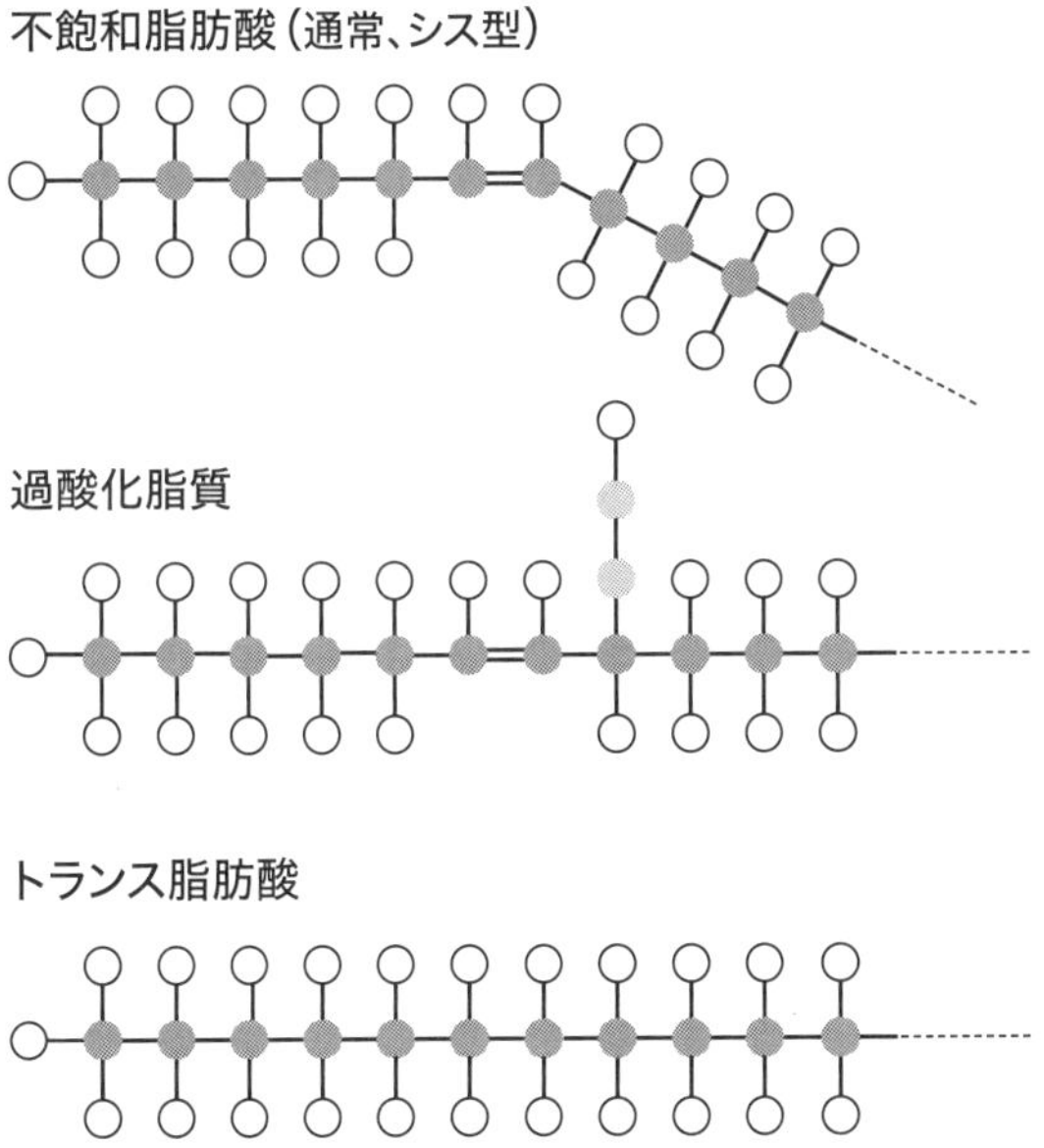

過酸化脂質とトランス脂肪酸

では何がいけないのかというと、ひとことでいえば、やはりからだは、人工的につくられた不自然なものを代謝することができないからです。

つまり、トランス脂肪酸は、体内に入っても、使われないのです。では、トランス脂肪酸はそのまま体外へと排出されるのかというと、そこが問題です。

細胞壁の材料としても、エネルギーとしても利用されないトランス脂肪酸は、そのまま体内をさまよい、血管壁に蓄積されます。

ここから起こることは、過酸化脂質と同じ――血管をせまくして血流を妨げ、血管壁を酸欠と栄養失調に陥れることで、動脈硬化および心疾患、脳疾患の原因となるのです。

トランス脂肪酸は、「ショートニング」「ファストスプレッド」などの名称で、市販のクッキーやケーキ、揚げ菓子などに使われています。

また、いっとき「植物性だから健康的」と謳《うた》われたマーガリンも、ふたを開けてみればトランス脂肪酸です。

少しでも摂れば病気になる、とはいいませんが、日常的に摂りつづければ、少しずつ蓄積され、確実に血管に何かしらの支障をきたすことになるでしょう。

日々、ちょっとしたことに気をつければ、トランス脂肪酸の摂取はぐんと減らすことができ

食品群	品名	脂質含有量 (g/100g)	トランス脂肪酸含有量(g/100g)
穀類	食パン	2.8～7.1	0.046～0.27
	クロワッサン	17.1～26.6	0.29～3.0
	即席カップめん	4.4～21.2	0.028～0.16
	味付けポップコーン a)	36.8	13
豆類	油揚げ	19.4～32.5	0.12～0.22
	がんもどき	13.0～21.3	0.068～0.13
乳類	牛乳（種類別牛乳）	3.0～5.0	0.069～0.13
	ヨーグルト	2.7～4.1	0.065～0.11
	生クリーム	46.7～47.6	1.0～1.2
	アイスクリーム	13.4～16.4	0.28～0.60
油脂類	バター	81.7～84.7	1.7～2.2
	マーガリン b)	81.5～85.5	0.94～13
菓子類	ショートケーキ	14.7～25.0	0.40～1.3
	シュークリーム	15.3～28.2	0.26～0.93
	ビスケット	9.8～28.9	0.036～2.5
	クッキー	14.0～32.6	0.21～3.8
	ポテトスナック	12.7～39.3	0.026～1.5
	チョコレート	28.4～46.2	0～0.71
調味料・香辛料類	カレールウ	32.9～39.9	0.78～1.6
	ハヤシルウ	26.9～36.2	0.51～4.6

おもな食品ごとの脂肪含有率

a) 未調理の「ポップコーンの基」を試料としている。
b) 「マーガリン」の定義に合致しない「乳または乳製品を主原料とする食品」を試料中に一点含む。

［出典：農林水産省資料より］

ます。お菓子などは、安全な素材を使ってなるべく手づくりする、既製品を買うときには表示を見て選ぶ、そんなクセをつけるなどの習慣を身につけましょう。

⑥ 飽食日本で断食する意味

今まで、脂質を主題としてお話ししてきましたが、いかがでしょうか。少しでも脂質の重要性や個々のオイルの特性、選び方や摂り方について実用的な知識につながっていれば幸いです。

最後の項目では、食生活そのものについて少し触れておきたいと思います。脂質をより健康に役立てるためには、食生活全体を正し、いわば脂質の「受け皿」であるからだをきれいにしておくことなどが必要不可欠だからです。

今や、日本の食品廃棄率は30パーセント。誰にも疑いの余地のない飽食の時代になっています。

食べ物が無駄にされることも由々《ゆゆ》しきことですが、私たちのからだにとっても、もちろん飽食はよいことではありません。からだの処理機能を超える量の食物を日常的に摂ることで、消化や代謝を担う臓器は疲れ果てているのです。

そこでおすすめしたいのは、断食《だんじき》です。

といっても、長期間にわたるハードな断食は危険ですのでやめてください。

私は、月に一回、丸一日、暖かいお茶と白湯以外摂らないというスタイルの断食を実践しています。

数日間の断食になると、徐々に食事を減らして断食に入り、断食を終えてからも徐々に食事を戻していくという、少し面倒なプロセスを踏む必要があります。

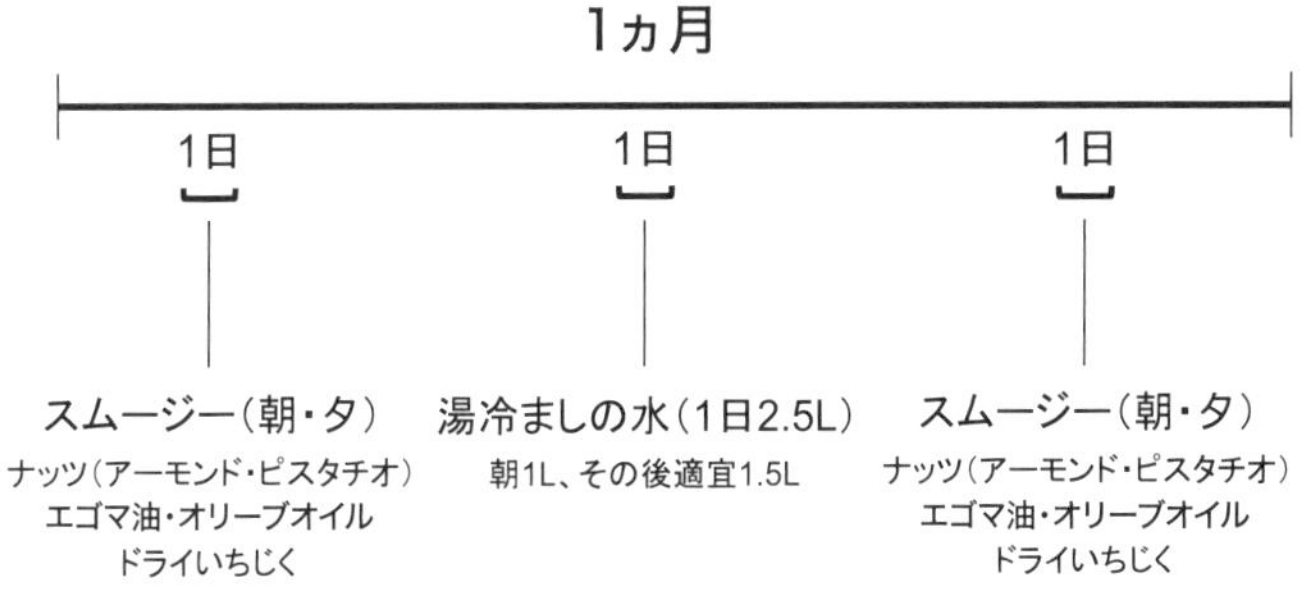

断食スタイルの例

でも、一日だけの断食であれば、それもたいして必要ではありません。

さすがに、前夜に暴飲暴食してからいきなり断食に入ったり、終わってすぐにヘビーな食事をしたりするのはよくありませんが、断食前も断食明けも、軽めの食事にとどめるくらいで大丈夫でしょう。

この一日断食なら、週末などを利用すれば誰でも簡単におこなうことができますし、手っ取り早く内臓を休めることができます。

なお、断食中に外出すると余計な体力を消耗するため、貧血やめまいなどを起こす危険があります。断食は、一日中家にいられる日におこない、のんびりと本を読んだり、ぼーっとしたりして過ごすといいでしょう。

❼ 一日三食、一日二食、一日一食……いちばんいい「食べ方」は？

内臓を休める断食についてお伝えしたところで、最後は食事の摂り方です。

現代は、朝、昼、晩の一日三食が当たり前とされてきましたが、最近は、内臓の負担を和らげる、カロリー摂取を抑えるなどの理由から、一日二食や一日一食のほうがいいという説も広まりつつあるようです。

ただ、現代日本人のからだや生活スタイルに考えれば、やはり、一日三食がもっとも適切な食べ方だと、私は考えています。

食事回数を減らしたほうがよいとする説では、「江戸時代は一日二食だった」という根拠も見られます。しかし、これはずいぶんと表面的な見方であり、現代日本においては意味をなさないといわざるをえません。

たしかに、江戸時代の庶民は一日二食だったようですが、これは、まだ電気もない時代のこと。みな日照とともに起き出し、日没とともに床に就く、という生活スタイルですから、せいぜい、活動時間は平均12時間程度です。

一方、夜中まで煌々とあかりを灯している現代日本人の活動時間は、18時間ほど。6時間ごとに食事を摂るとすれば、12時間活動していた江戸時代なら二回で十分、しかし18時間も活動している現代では三回必要、と考えるほうが明らかに自然でしょう。

また、摂取カロリーという点でも、江戸時代の食事スタイルでは、現代人は一日もちません。

江戸時代の平均身長は、男性で１４５センチです。つまり、江戸時代の人と現代日本人は体格からして大きくちがい、より高身長になった現代日本人は、より多く食べる必要があるはずなのです。

すでに触れましたが、一日の総摂取カロリーは、厚生労働省の推奨値——18歳以上の男性で２２００～２６５０キロカロリー、女性で１７００～２０００キロカロリー——という明確な基準があります。これを、脂質、糖質、タンパク質それぞれの推奨量も目安にしながら、一日三回に分けて食べること。これが、もっとも健康的な食事といえるでしょう。

カロリーや栄養ごとの摂取量は総じて小難しいため、すぐに１００パーセント実践するのは

項目	食事に占める脂肪の割合(%)		飽和脂肪酸の摂取基準(%)		オメガ6系油の摂取基準(g)		オメガ3系油の摂取基準(g)	
性別	男性	女性	男性	女性	男性	女性	男性	女性
18～29歳	20～30	20～30	7以下	7以下	11	8	2.0	1.6
30～49歳	20～30	20～30	7以下	7以下	10	8	2.1	1.6
50～69歳	20～30	20～30	7以下	7以下	10	8	2.4	2.0
70歳以上	20～30	20～30	7以下	7以下	8	7	2.2	1.9

一日あたりの食事の望ましい脂肪摂取

［出典：厚生労働省 日本人の食事摂取基準2015］

難しいでしょう。それでも日々、意識することで、今の食生活を少しずつよりよいものにしていけば、健康長寿を叶えることができるでしょう。

あとがき

この本を最後まで読んでいただいてありがとうございました。オイルについて、理解を深めていただけましたでしょうか。これであなたもオイルマイスター?

しかし、残念ながら、オイルは私たちが料理で使う量よりも、パン、お菓子、飲み物など加工食品から摂る量のほうが圧倒的に多いのです。食パン1枚で約4グラム、ポテトチップス1袋で約35グラムなど、加工食品にはたくさんのオイルが含まれており、それをわれわれは知らず知らずのうちに摂っています。

現在、これら加工食品にはどのようなオイルが使われているのか表示はありません。2015年4月に改定された食品表示基準では、飽和脂肪酸は推奨表示に、オメガ3およびオメガ6系脂肪酸が任意表示と指定されましたが、義務化されたわけではありません。また、私たち消費者が欲していたトランス脂肪酸の量も表示しないことになりました。

忙しい現代社会では、加工食品の量を減らすことは難しいでしょう。そうであれば、家庭で料理をする場合には、オイルにはぜひこだわっていただきたいと思います。これはオイルに限

りませんが、良いものを選んで、適量を摂取する習慣をつけたいものです。
そのために、この本が少しでも役立つことを願っています。

井上浩義

【著者紹介】

井上浩義（いのうえ・ひろよし）

1961年福岡県生まれ、1989年九州大学大学院理学研究科博士課程修了、山口大学医学部生理学教室助手、久留米大学医学部放射性同位元素施設教授などを経て、2008年から慶應義塾大学医学部化学教室教授。日本抗加齢医学会評議員、日本生理学会評議員など。現在、中央教育審議会高等学校の数学・理科にわたる探究的科目の在り方に関する特別チーム委員、経済産業省資源エネルギー庁専門委員など。平成22年度文部科学大臣表彰科学技術賞、化学コミュニケーション賞2012など受賞多数。医学博士、理学博士。

からだによいオイル

健康と美容をかなえる油の教科書

2016年5月30日　初版第1刷発行

著　者――――井上浩義
発行者――――古屋正博
発行所――――慶應義塾大学出版会株式会社
〒108-8346　東京都港区三田2-19-30
TEL〔編集部〕03-3451-0931
〔営業部〕03-3451-3584〈ご注文〉
〔　〃　〕03-3451-6926
FAX〔営業部〕03-3451-3122
振替　00190-8-155497
http://www.keio-up.co.jp/
本文組版・装丁――辻　聡
印刷・製本―――中央精版印刷株式会社
カバー印刷―――株式会社太平印刷社

Printed in Japan　ISBN 978-4-7664-2305-1